家庭薬
ロングセラーの秘密

昔も今もこれからも
〝日本の元気〟を守る家庭薬

編著：家庭薬研究会

協力：全国家庭薬協議会

薬事日報社

はじめに

生まれては消え、消えては生まれる、慌ただしい商品サイクルに慣れてしまった現代社会。暮らしを振り返ったとき、生活シーンのなかで、心に残る商品は数少ない。数年先の未来を見通すことも難しくなった現代社会において、百年、二百年と生活者から支持され続けた商品がある。

家庭薬。

家庭薬は時代の流れのなかで、常に暮らしの味方となり、家庭の生活を守る常備薬として、ロングセラー商品の地位を築き上げてきたのだ。

なぜ、家庭薬はこれほどまでに数多くのロングセラー商品を生み出してきたのだろうか。その秘密はどこにあるのだろうか。

本書では、家庭薬がロングセラーになっている秘密を追求するために、家庭薬研究会を立ち上げ、全国の家庭薬メーカーで組織する全国家庭薬協議会の協力を得て、さまざまな角度から理由を考察した。

伝統、信頼、安心……。薬草、効能、品質、海外展開……。レトロ、パッケージ、コマーシャル、キャッチコピー……。

その結果、家庭薬の多くがロングセラーになった秘密を大きく4点に絞り込み、「家庭薬ロングセラー物語」「小さな家庭薬博物館」「家庭薬歴史探訪」「家庭薬の現代と未来」としてまとめあげた。

家庭薬を利用している生活者、薬店・ドラッグストア等の店舗スタッフ、家庭薬関係者などの方々が、本書を手にとり、家庭薬の魅力を再確認していただくことで、家庭薬がさらに未来に向けたロングセラー商品になり、日本の元気を守っていくことを願ってやまない。

昔も今もこれからも〝日本の元気〟を守る家庭薬。

家庭薬研究会

家庭薬ロングセラーの秘密 ◉目次

はじめに ……………… 3

第1章 ◉ 家庭薬ロングセラー物語 …… 9

- 浅田飴　株式会社浅田飴 …… 12
- イチジク浣腸　イチジク製薬株式会社 …… 14
- 宇津救命丸　宇津救命丸株式会社 …… 16
- 太田胃散　株式会社太田胃散 …… 18
- 御岳百草丸　長野県製薬株式会社 …… 20
- 改源　株式会社カイゲン …… 22
- 喜谷實母散　株式会社キタニ …… 24
- 救心　救心製薬株式会社 …… 26
- 強力わかもと　わかもと製薬株式会社 …… 28
- キンカン　株式会社金冠堂 …… 30
- 金鳥の渦巻　大日本除虫菊株式会社 …… 32
- 恵命我神散　株式会社恵命堂 …… 34
- 下呂膏（奥田家下呂膏）　株式会社奥田又右衛門膏本舗 …… 36

商品名	会社名	頁
コロスキン	株式会社東京甲子社	38
阪本赤まむし膏	株式会社阪本漢法製薬	40
ササヘルス	株式会社大和生物研究所	42
サロンパスA	久光製薬株式会社	44
シッカロール	和光堂株式会社	46
新今治水	丹平製薬株式会社	48
仁丹	森下仁丹株式会社	50
正露丸	大幸薬品株式会社	52
大学目薬	参天製薬株式会社	54
トクホン	株式会社トクホン	56
トフメルA	三宝製薬株式会社	58
南天のど飴	常盤薬品工業株式会社	60
ノーシン	株式会社アラクス	62
丸薬七ふく	七ふく製薬株式会社	64
樋屋奇応丸	樋屋製薬株式会社	66
百毒下し	翠松堂製薬株式会社	68
複方毒掃丸	株式会社山崎帝國堂	70
ユースキンA	ユースキン製薬株式会社	72
薬用養命酒	養命酒製造株式会社	74
龍角散	株式会社龍角散	76
ワダカルシューム錠	ワダカルシウム製薬株式会社	78

第2章 ◉ 小さな家庭薬博物館

- 商品・パッケージ……81
- 看板……84
- 新聞・雑誌広告……90
- ポスター……94
- 多様な宣伝物……98
- 現代の広告・宣伝……102
- ……106

第3章 ◉ 家庭薬歴史探訪――家庭薬はいつの時代も暮らしの味方……111

- 室町時代〜江戸時代……112
- 明治時代初期〜明治時代後期……114
- 明治時代後期〜大正時代中期……116
- 大正時代後期〜昭和時代（戦前）……118
- 昭和時代（戦後）……120
- 昭和時代（戦後）〜平成時代……122

第4章 ● 家庭薬の現代と未来

- コラム① 家庭薬ってなんだろう ……… 125
- コラム② 現代社会と家庭薬 ……… 127
- コラム③ 海外で活躍する家庭薬 ……… 128
- コラム④ 家庭薬を未来へ ……… 129 130

第5章 ● 家庭薬データ集

- 家庭薬がわかる資料館、博物館 ……… 133
- 家庭薬がわかるホームページ ……… 134
- 全国家庭薬協議会会員メーカー一覧 ……… 135 136

第1章 家庭薬ロングセラー物語

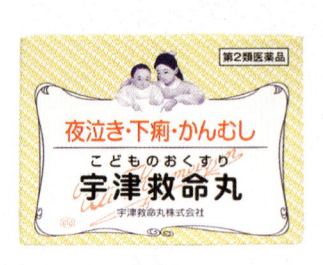

家庭薬はロングセラーの宝庫である。百年以上もの時を刻んだ商品も珍しくない。長年にわたり人を惹きつけ続ける理由はどこにあるのだろうか。

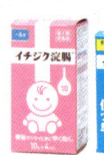

商品力、効能、宣伝力、キャッチフレーズ……。ロングセラーの理由は商品によってさまざまだが、一つだけ共通している点がある。物語。

どの商品にも物語があり、人から人へ、親から子へ、物語は語り継がれ、現在があるのだ。

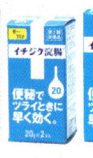

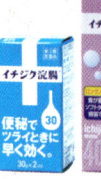

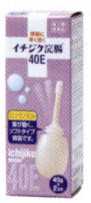

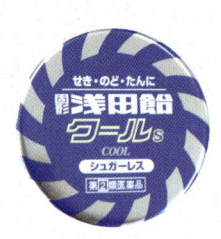

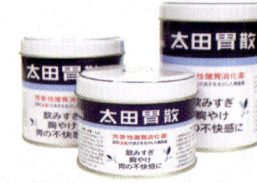

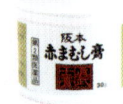

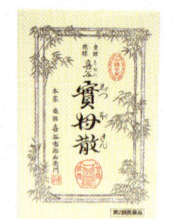

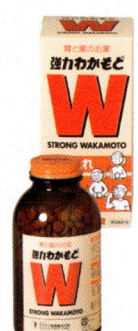

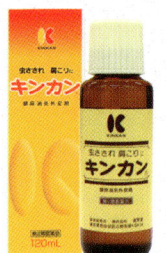

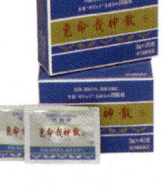

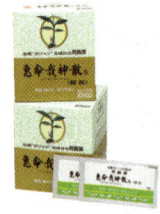

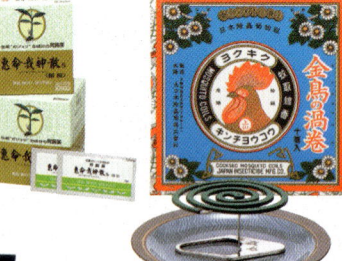

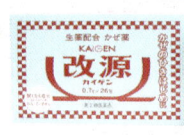

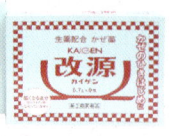

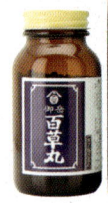

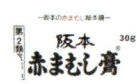

語り継がれた34編の家庭薬物語がここに。

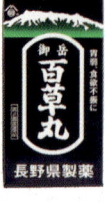

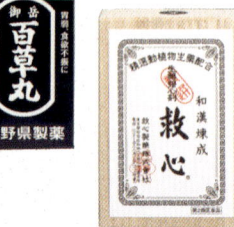

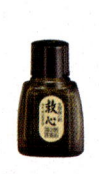

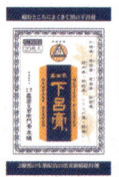

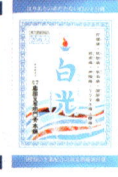

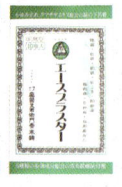

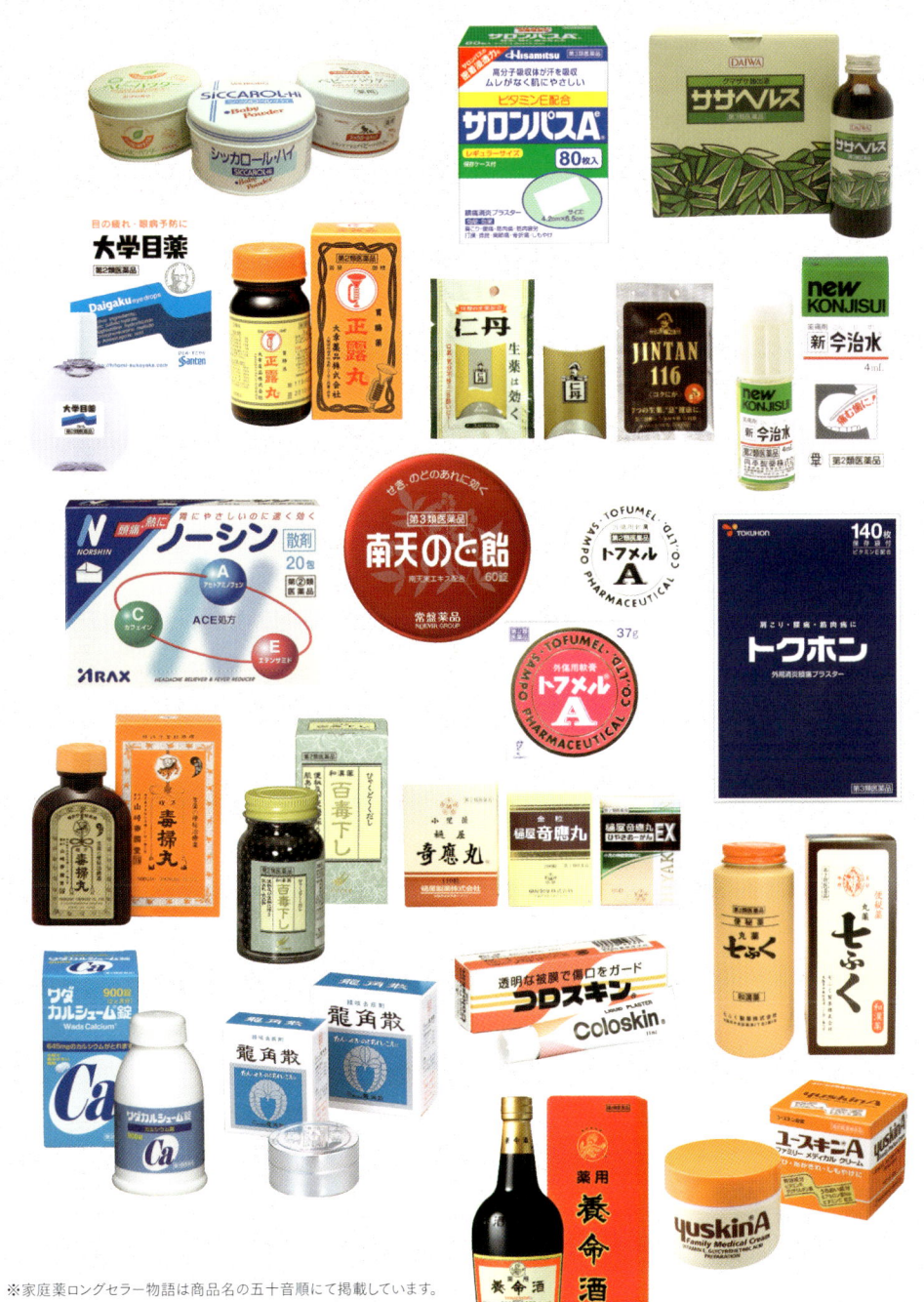

※家庭薬ロングセラー物語は商品名の五十音順にて掲載しています。
注：商品構成、効能・効果、用法・用量、成分・分量などの商品概要は本書の発売時（2010年6月）のデータです。現在のデータは、各社のホームページ（第5章参照）にてご確認ください。

鎮咳去痰薬

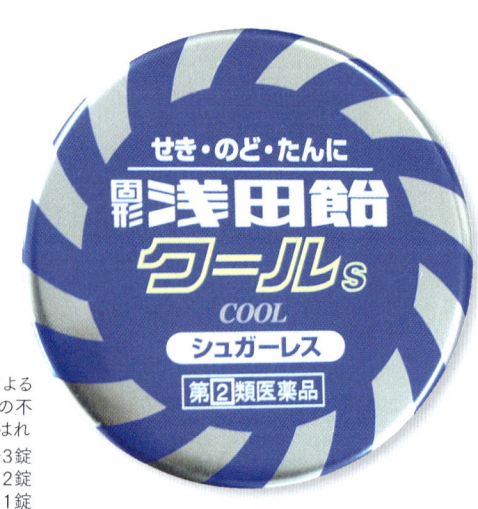

浅田飴

株式会社 浅田飴

「良薬にして口に甘し」明治より今に伝わる名キャッチコピー

商品名	固形浅田飴クールS （第[2]類医薬品）
発売開始年	1962（昭和37）年
効能・効果	せき、たん、のどの炎症による声がれ・のどのあれ・のどの不快感・のどの痛み・のどのはれ
用法・用量	大人（15歳以上）　1回2〜3錠 8歳以上15歳未満　1回2錠 5歳以上8歳未満　1回1錠 1日3回、口中に含み、かまずにゆっくり溶かして服用
成分・分量	9錠中 　キキョウ根エキス　94.5mg 　トコンエキス　40.5mg 　マオウエキス　40.5mg 　ニンジンエキス　67.5mg

明治の名コピーライター

「良薬にして口に甘し」。今でも使われている浅田飴のキャッチコピーは、「御薬さらし水飴（現浅田飴）」の製造販売を始めた堀内伊三郎の息子、初代伊太郎によって明治時代に考案された。伊太郎はそれ以外にも「たんせきに浅田飴、すきはらにめし」「せき・こえ・のどに浅田飴」などの秀逸なフレーズを次々に誕生させた。これを「引札」と呼ばれる浮世絵の印刷技術を用いた、今でいうちらしに載せて配布。当時人気だった歌舞伎役者を図柄に起用し、鮮やかなカラーでできたくに作られた引札は評判であった。

明治時代のちらし、引札

販促品として使われていた双六

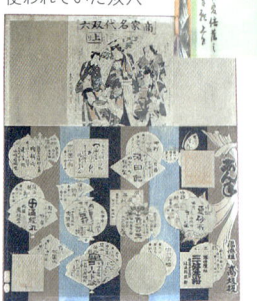

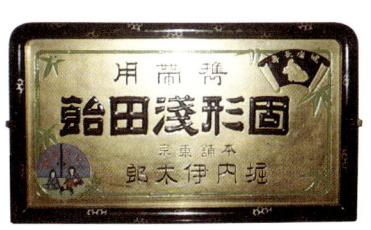

医薬品卸や薬局に飾られていた看板類

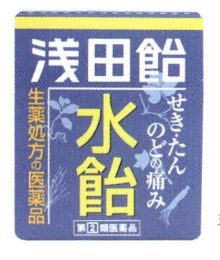

現在の浅田飴（水飴）

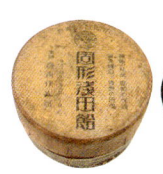

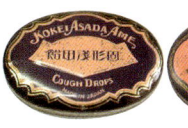

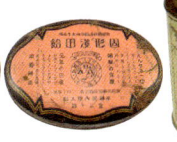

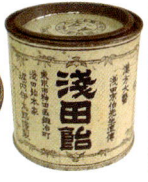

パッケージの変遷

漢方医学最後の大家による処方

浅田飴の処方のルーツは、漢方医学の最後の大家といわれた浅田宗伯による。宗伯の家は信濃国（現在の長野県）で代々医業を営んでいた。宗伯は1866（慶応2）年より徳川幕府の医官を務め、明治維新以降は嘉仁親王（後の大正天皇）の侍医となった人物。伊三郎はそこで書生をしており、同郷のよしみで「御薬さらし水飴」の処方を譲り受けた。しかし、思ったようには売れない。困り果てた伊三郎は、当時学生だった息子の伊太郎に販売を委ねることに。商品のネーミングが固いのではないかと考えた伊太郎は、宗伯の名前をとって「浅田飴」と改称。先に挙げた他に類を見ない広告展開と相まって、一気に売り上げを伸ばした。

試行錯誤を重ねて完成した固形浅田飴

さて、今ではさまざまな製品群を持つ浅田飴であるが、発売当初は水飴タイプのみであった。そこで、携帯に便利な固形タイプを作りたいと考えた伊太郎は、もち米や寒天などを用いてゼリー状に固めたサイコロ型の商品を開発した。1915（大正4）年のことである。ところが、当時のものは夏場になると溶けてしまったため、製品改良に向けて試行錯誤を重ねた。その間に関東大震災に見舞われるという苦難を乗り越え、1926（大正15）年、現在と同じ形状の固形浅田飴がついに完成したのである。

昭和13年12月1日発行の『演芸画報』に掲載された広告

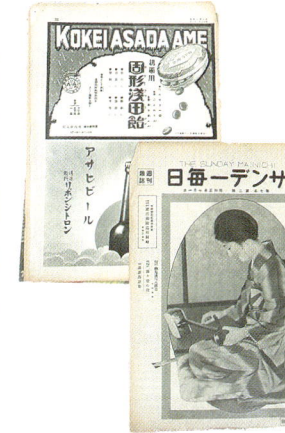

昭和3年1月1日号の『サンデー毎日』に掲載された広告

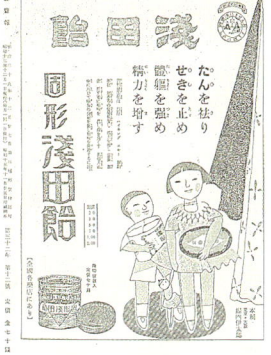

13　●　第1章　家庭薬ロングセラー物語

便秘薬

イチジク浣腸
イチジク製薬株式会社

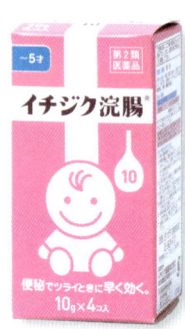

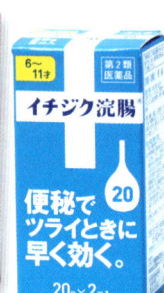

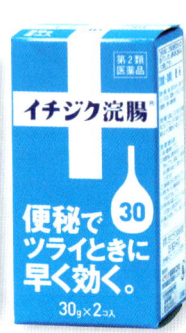

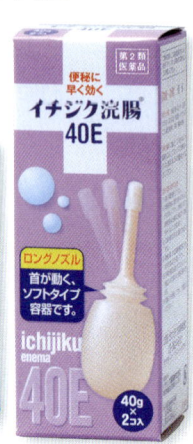

便秘による子どもの急患を助けるためにできた浣腸薬

商品名	イチジク浣腸（第2類医薬品）
発売開始年	1925（大正14）年
商品構成	イチジク浣腸10、イチジク浣腸20、イチジク浣腸30、イチジク浣腸30E、イチジク浣腸40E、イチジク浣腸楽おし
効能・効果	便秘
用法・用量	下記の用量を1回1個（0歳は除く）、直腸内に注入。効果がないときはさらに同量をもう1度注入 　0歳　　　10gの半量　　　1〜5歳　　10g 　6〜11歳　20g　　　　　　12歳以上　30gまたは40g 1歳未満の赤ちゃんに使用する前に、医師、薬剤師または登録販売者に相談
成分・分量	50%　日局グリセリン

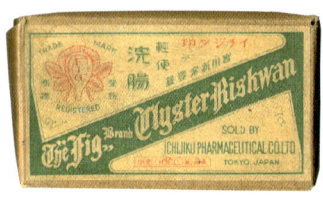

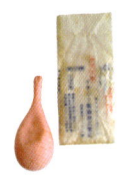

● 便秘が原因の急患のために商品開発

浣腸といえばすぐに「イチジク」と思い浮かぶほどポピュラーなイチジク浣腸。これは1925（大正14）年に東京下町の医師、田村㐂三郎によって考案された。往診が当たり前だったこの時代、子どもの発熱やひきつけなどの急患に駆けつけると便秘が原因であることも多かった。当時は医師が使用する太い注射器型の浣腸しかなかったため、自宅で手軽に使える浣腸があれば子どもたちの役に立つと考えたのがきっかけだ。開発には実に8年が費やされた。当初の名前は「イチジク印軽便浣腸」。翌1926（大正15）年には合資会社東京軽便浣腸製造所を設立して㐂三郎が社長に就任した。

当時は「軽便浣腸」という名称で販売されていた

14

前キャラクター「イチジクちゃん」を使用した広告。電車内で貼られていたステッカー広告を見かけた方も多いのでは

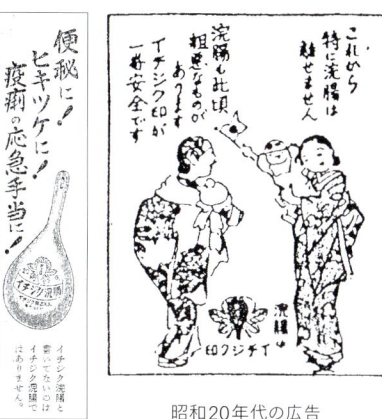

昭和20年代の広告

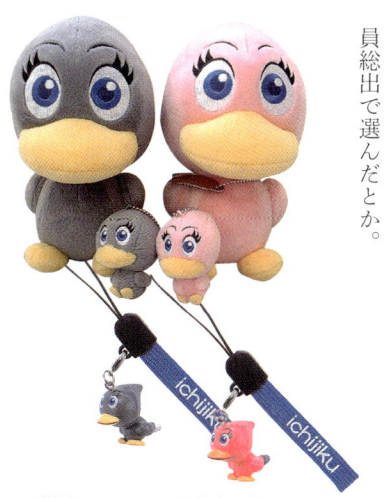

製品キャラクター、九官鳥の「するりん」。一般公募で名付けられた

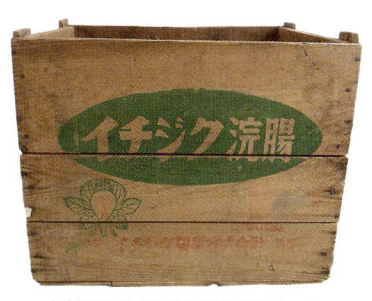

水剤であるイチジク浣腸は重かったため、かつては木箱で納品していた

● 諸説ある名前の由来

イチジク浣腸の名前の由来は諸説ある。有力なのは、形がイチジクに似ているというもの。その他、乾燥させたイチジクが和漢薬の緩下剤の原料に使われることや、イチジクの実は熟すのが早いので即効性を表しているという説も。

ところで、イチジク浣腸の現在のキャラクターは九官鳥の「するりん」。浣腸と九"官鳥"をかけたわけだ。誕生は2006（平成18）年。一般の方に名前を公募したところ、なんと約2万5千もの応募があったという。採用作品は社員総出で選んだとか。

● 手作業で一つひとつの容器を検品

発売当時はセルロイド製だった容器。現在はポリエチレンが使用されている。特にノズルの部分はデリケートな部分に挿入するため、傷を付けたり痛くならないよう、なめらかに作られていて、今も一つひとつ手作業で検品を行っている。

また、新製品の投入にも力を入れており、従来の製品よりも長いノズルでネックが動くようになっているタイプが2001（平成13）年に発売された。これは介護現場でも使いやすく、時代のニーズに合った商品となっている。

15　● 第1章　家庭薬ロングセラー物語

小児五疳薬

宇津救命丸
宇津救命丸株式会社

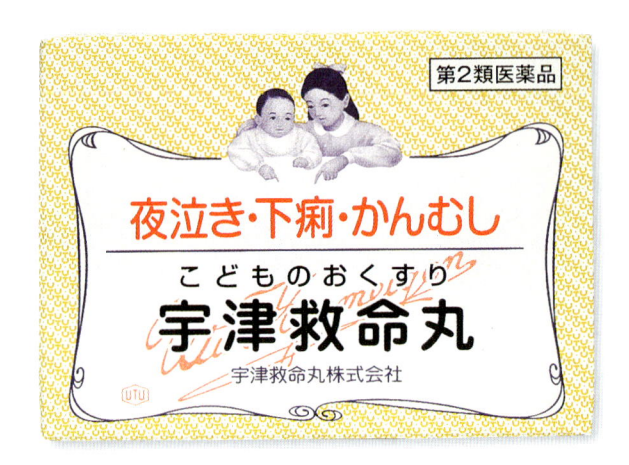

江戸時代には一粒が米一俵と同じ価値だった貴重な薬

商品名	宇津救命丸（うづきゅうめいがん）（第2類医薬品）
発売開始年	江戸時代中期ごろ
商品構成	宇津救命丸〈銀粒〉119粒、247粒、宇津救命丸〈金粒〉103粒、宇津救命丸〈糖衣〉150粒
効能・効果	小児の疳、かんむし、夜泣き、ひきつけ、下痢、消化不良、食欲不振、胃腸虚弱、乳はき
用法・用量	3～11カ月 1回 3粒、1～2歳 1回 6粒、3～4歳 1回 8粒、5～7歳 1回 10粒、8～10歳 1回 15粒、11～14歳 1回 20粒。1日3回食前に服用
成分・分量	宇津救命丸〈銀粒〉60丸中：ジャコウ 1mg、ゴオウ 9mg、レイヨウカク 30mg、牛胆 12mg、ニンジン 110mg、オウレン 60mg、カンゾウ 60mg、チョウジ 9mg

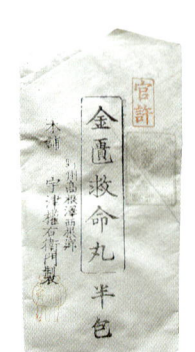

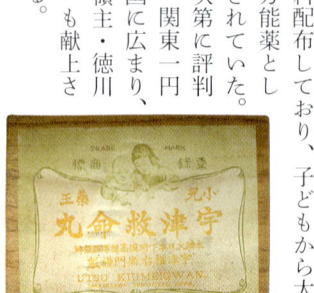

400年以上の長い歴史を持つ

小児薬の代名詞、宇津救命丸の歴史は古く、その起源は400年以上前に遡る。宇津家は代々下野国（現在の栃木県）の国守、宇都宮家に仕えていたが、豊臣秀吉によって宇都宮家が取り潰しとなったために1597（慶長2）年に帰農。村の名主として村を治めながら、家業として「金匱救命丸（きんきゅうめいがん）（当時の名称）」を製造した。当時は村人の健康のために施薬として無料配布しており、子どもから大人までの万能薬として重宝されていた。それが次第に評判となり、関東一円から全国に広まり、水戸の領主・徳川一橋家へも献上されている。

明治初期のパッケージ（左）と大正初期（右）のパッケージ

16

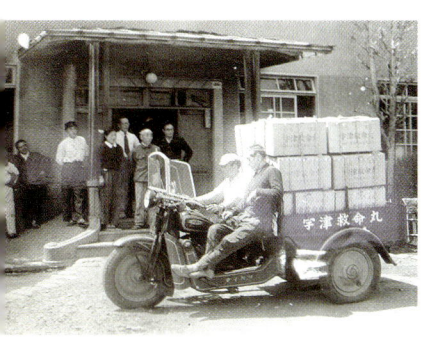

宇津救命丸に初納車。オート3輪トラックによる出荷風景1949（昭和24）年

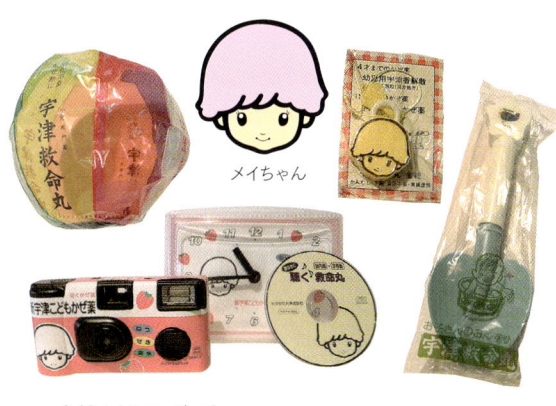

各種ノベルティグッズ。
最近は製品キャラクターのメイちゃんを使用したものが多い

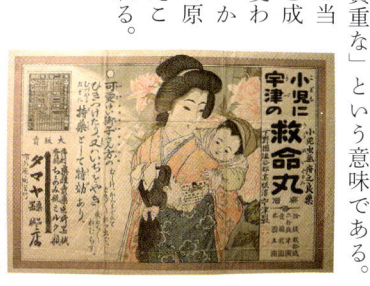

のぼりやポスターなどの販促物

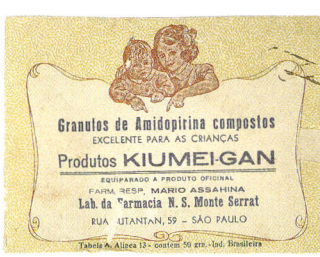

ブラジルで発売された際のパッケージ。イラストが外国風。ちなみに、イラストの2人は姉弟である

● 一子相伝の貴重な薬だった救命丸

江戸時代には秘薬として作られていた救命丸。その製法は長男だけに口伝されており、調合をする際には体を清めた後、「誠意軒」と呼ばれる当主以外近づけない離れ家で行われた。金箔でコーティングされた「金匱救命丸」は大変高価なものであり、当時は一粒が米一俵と同じ価値を持つと言われていた。ちなみに「金匱」とは「貴重な」という意味である。

また、現在と当時ではほとんど成分の処方が変わらないことから、苦労して原料を調達したことが想像される。

● CMがきっかけで読み方を変更

明治に入って印刷技術が発達すると、当時流行のコピーライターを起用したちらしを配布。新聞・雑誌が発刊されるといち早く広告の掲載を始めるなど、先駆的な宣伝手法を積極的に取り入れた。また、口上広告師を先頭にして、馬に乗った武者姿の楽隊が町を練り歩いたことも。もの珍しさから行列ができたという話だが、これも日本初の試みだと思われる。

ちなみに、現在の会社名・商品名とも「宇津救命丸（うづきゅうめいがん）」だが、以前は「うつきゅうめいがん」であった。しかし、ラジオやテレビでのCMが始まると聞き取りにくいということで読み方を「うづ」に変更。昭和40年ごろのことである。

17　● 第1章　家庭薬ロングセラー物語

胃腸薬

太田胃散

株式会社 太田胃散

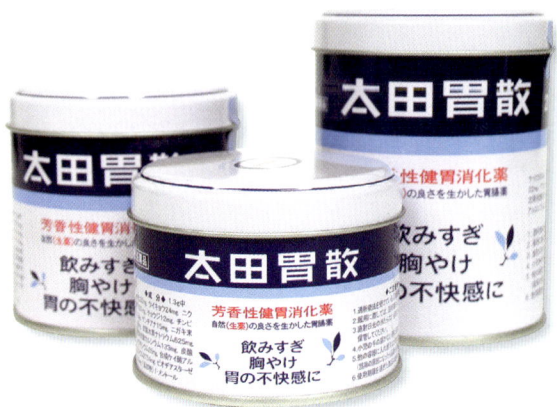

オランダ人医師によってもたらされたイギリス発祥の胃薬

商品名	太田胃散(第2類医薬品)
発売開始年	1879(明治12)年
商品構成	75g、140g、210g
効能・効果	飲み過ぎ、胸やけ、胃もたれ、食べ過ぎ、胃痛、胃部不快感、消化不良、消化促進、食欲不振、胃弱、胃酸過多、胃部・腹部膨満感、はきけ(胃のむかつき、二日酔い・悪酔のむかつき、悪心)、嘔吐、胸つかえ、げっぷ、胃重
用法・用量	成人(15歳以上)1回1.3g、8〜14歳 1回0.65g、1日3回。8歳未満 服用しないこと
成分・分量	1.3g中:ケイヒ 92mg、ウイキョウ 24mg、ニクズク 20mg、チョウジ 12mg、チンピ 22mg、ゲンチアナ 15mg、ニガキ末 15mg、炭酸水素ナトリウム 625mg、沈降炭酸カルシウム 133mg、炭酸マグネシウム 26mg、合成ケイ酸アルミニウム 273.4mg、ビオヂアスターゼ 40mg 添加物:lーメントール

● 武士から官吏、実業家への転身

太田胃散の創業者、太田信義はもともと鳥居藩(現在の栃木県)の武士であったが、明治維新の廃藩置県によって三重県の高等官吏に任じられた。その後、出向の命を受けて赴任した東京で経済発展による急激な変化を目の当たりにし、実業家としての一歩を踏み出すことを決意。日本橋呉服町で出版業をスタートさせ、江戸時代に著された歴史書である『日本外史』や『日本政記』などを刊行した。

● 英国発祥の胃薬を譲り受けて販売スタート

飲酒の機会が多かった信義はしばしば胃病に悩まされた。そこで、大阪へ出張した際に、緒方洪庵の娘婿である医師、緒方拙斉の診断を受ける。その時に処方された薬が効果てきめんで、長年煩わされた胃病はほどなく治った。感心した信義はこの薬を譲り受けて販売することに。「太田胃散」の誕生はこの薬である。当時営んでいた出版業の屋号が「雪湖堂」であったため、当初は「雪湖堂の胃散」と

18

大正時代のパッケージ

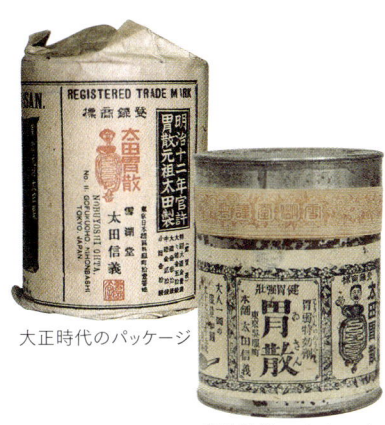

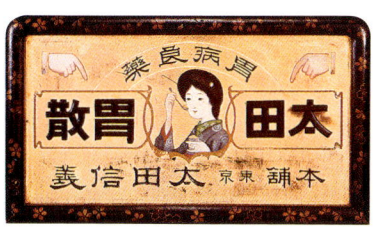

明治時代のパッケージ

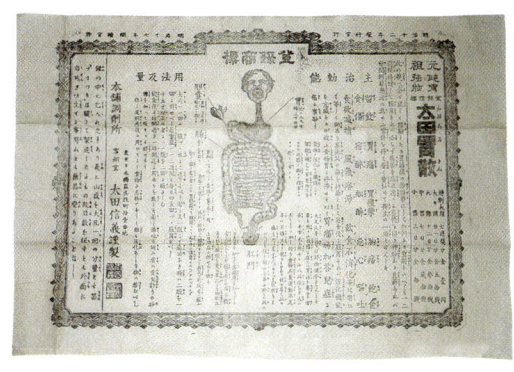

大正時代の能書

今も残る金看板

早くから広告を重視して展開

「大衆薬は宣伝が不可欠」と早くから広告効果に着目。明治時代の半ばには、リュックにホーロー看板を背負った営業社員が掲示場所を探して、全国各地を巡行した。また、ガタクリと走ることから、当時の人からタクリー号と呼ばれた自動車の側面に広告を描いてきれいどころを乗せ、明治末期に東京の目抜き通りを走らせたこともあった。昭和に入ってからはいち早くラジオやテレビなど、電波に広告をのせた。昭和40年ごろにはテレビでおな

いう名で発売された。処方の元は、1862（文久2）年に来日し、長崎の出島で診療所を開いていたオランダ人医師、ボードウィンによる。原料はすべてイギリスやその植民地から取り寄せたものだった。

じみだった前田武彦、通称マエタケをコマーシャルに起用。「ありがとう、いい薬です」のキャッチコピーを、当時見られた5秒広告で繰り返すという手法によって一躍知名度を高めた。

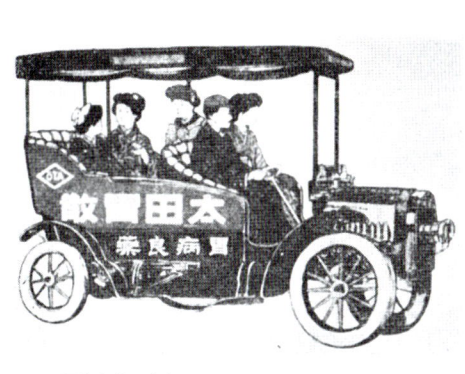

明治末期、宣伝のため、きれいどころを乗せて東京の目抜き通りを走らせたタクリー号。

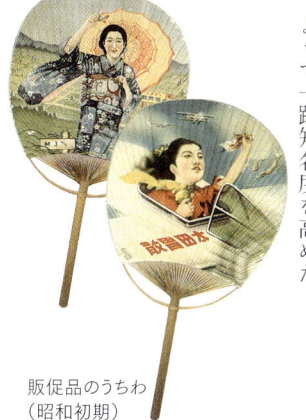

販促品のうちわ（昭和初期）

胃腸薬

御岳百草丸

長野県製薬株式会社

霊峰御嶽山の自然の恵みと
御嶽信仰から生まれた健胃薬

商品名	御岳 百草丸（第2類医薬品） （おんたけひゃくそうがん）
発売開始年	1938（昭和13）年
商品構成	500粒、1200粒、1900粒、2700粒、4100粒、4600粒、7750粒、20粒×20包、20粒×64粒
効能・効果	食べ過ぎ、飲み過ぎ、胸やけ、胃弱、食欲不振（食欲減退）、消化不良、胃部・腹部膨満感、もたれ、胸つかえ、はきけ（むかつき、胃のむかつき、二日酔い・悪酔いのむかつき、嘔気、悪心）、嘔吐
用法・用量	1日3回、食後に服用 　成人（15歳以上）　　　　1回20粒 　11歳以上15歳未満　1回15粒 　8歳以上11歳未満　　1回10粒 　5歳以上8歳未満　　　1回6粒 　3歳以上5歳未満　　　1回5粒 　3歳未満　　　　服用しないこと
成分・分量	60粒（成人の1日の服用量）中 オウバクエキス（原生薬換算量2240mg）1600mg 日局コウボク末　　　　　　　　　700mg 日局ゲンノショウコ末　　　　　　500mg 日局ビャクジュツ末　　　　　　　500mg 日局センブリ末　　　　　　　　　35mg

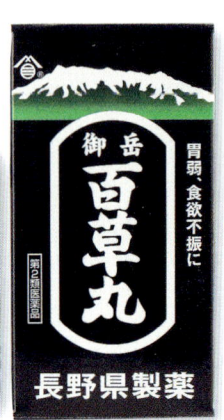

● 覚明、普寛両行者が百草の製法を伝授

霊峰御嶽山の自然と信仰から生みだされた胃腸薬・御岳百草丸。御岳百草丸の起源は、長野県と岐阜県の県境に位置する御嶽山（標高3076m）で発祥した"御嶽信仰"と深く関係している。御嶽山は、平安時代より山岳修験者の霊場であったが、女性や一般人の参拝は禁じるなど、閉鎖的な色合いが濃いものだった。御嶽山が、全国から崇敬されるようになったのは、江戸時代の天明年間（1780年）に尾張国の覚明行者と武蔵国の普寛行者が、登山道を整備して、登拝を広く開放した功績によるところが大きい。その時、覚明、普寛両行者により、登山道の開削を手伝った村人に製法を伝授。その製法に基づいて1849（嘉永2）年に創製したのが、霊薬「百草」の起源とされている。

両行者は村人に対して、「御嶽山の霊薬百種を取り集めてよく煎じつめて薬を製すれば霊験神の如し、これを製して諸人を救え」と教えたと伝えられている。

「百草」の製造は、現在の王滝村からはじまったが、製造に官許（国の許可）

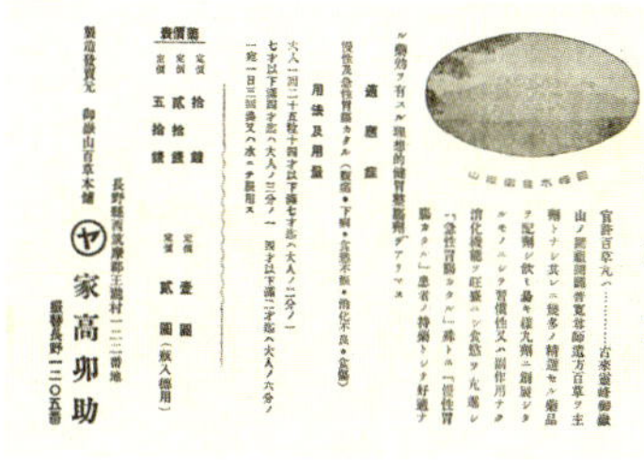

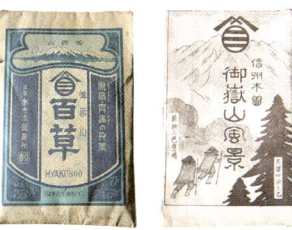

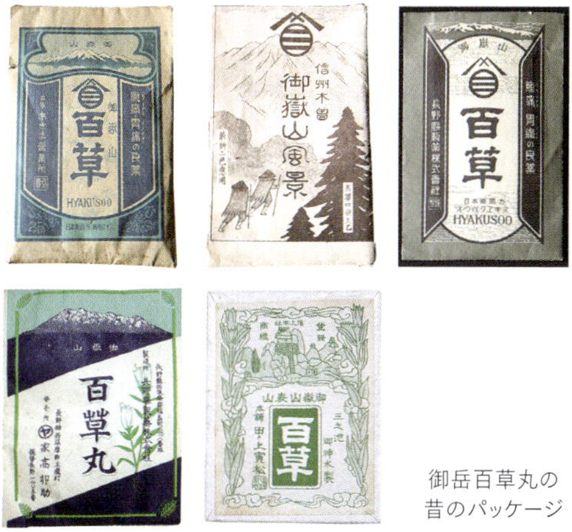

発売当初の添付文書

御岳百草丸の昔のパッケージ

「百草丸」（オウバクエキス、ゲンノショウコ、ウコ、ビャクジュツ）である。その後、時代とともにいくつかの成分変更を行い、現在の「御岳百草丸」となった。今でも日本の名薬に数えられ、長年にわたって培われた信用力は、品質の高さの裏付けと言えよう。

が必要となった1874（明治7）年ごろになると、製造業者は王滝村、三岳村、木曽福島で27軒を数えた。いずれも家伝の業として親から子へと製法が伝授されたものだ。こうした製造業者が集まり、1936（昭和11）年、木曽福島に木曽製薬工業組合を設立。1941（昭和16）年には、国家総動員法に基づき医薬品が統制の対象になったこともあり、長野県売薬製造統制株式会社へと組織を改める。その後、長野県製薬統制株式会社、さらに長野県製薬株式会社へと社名を変え、今日に至っている。

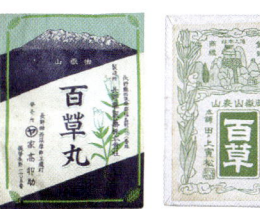

● 「百草」は島崎藤村の童話『ふるさと』に登場

「百草」の生成分は、ミカン科の落葉高木「キハダ」の内皮であるオウバクだ。オウバクを細かくカットして、それを煮詰めて作るオウバクエキス「百草」は、島崎藤村の童話『ふるさと』に登場するほど、胃腸薬として昔から広く民間に普及している。

3代目社長が世に先駆けてより服用しやすい剤形へと研究開発を行い、1938（昭和13）年に創製したのが初代

● ショコタンこと中川翔子も御岳百草丸を愛用

現在の長野県製薬の本社は、木曽川の支流王滝川沿いに立地し、自然に囲まれた情景は、修験者が歩んだ昔の面影をそのまま感じることができる。敷地内にある製造工場は、そのイメージとは対照的に近代的な設備が整い、工場の見学コースを通して製造工程を見ることも可能になっている。また、同じ敷地内には百草元祖の碑が祀られている。

ちなみに、「御岳百草丸」は、ショコタンこと中川翔子も愛用。ショコタンのブログをチェックすると、度々登場しているとか。

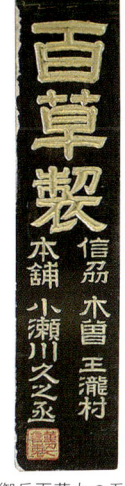

御岳百草丸の看板

21 ● 第1章 家庭薬ロングセラー物語

かぜ薬

改源

株式会社 カイゲン

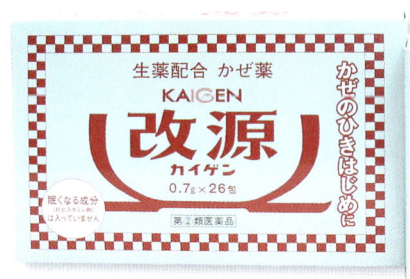

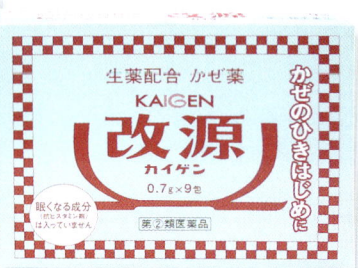

"日々新た又新た"という精神から挑戦を続けるかぜ薬『改源』が誕生

商品名	改源（第[2]類医薬品）
発売開始年	1924（大正13）年
効能・効果	かぜの諸症状（のどの痛み、せき、たん、悪寒、発熱、頭痛、関節の痛み、筋肉の痛み）の緩和
用法・用量	次の1回量を1日3回、食後なるべく30分以内に茶湯または湯水で服用する

年齢と1回の服用量

15歳以上	1包
11歳以上15歳未満	2/3包
7歳以上11歳未満	1/2包
3歳以上7歳未満	1/3包
1歳以上3歳未満	1/4包

成分・分量　大人1日量3包（2,100mg）中

アセトアミノフェン	900mg
dl-メチルエフェドリン塩酸塩	30mg
無水カフェイン	75mg
カンゾウ末	200mg
ケイヒ末	200mg
ショウキョウ末	100mg

● **孟子の一節を引用し、改源と命名**

改源の名は、中国の古典『孟子』の一節 "幡然として改め" "源源として来る" から引用したものである。この言葉には、「日々新た又新た」という意味が込められていて、新たな挑戦こそが、カイゲンの歴史と言える。

カイゲンの創業は1924（大正13）年。創業者である中西武五郎が、売薬問屋中西武商店を開いたのがはじまりである。各地の隠れた名薬、家伝薬を世に広めるという立場から、取扱商品は数十種類に及んだが、その中の中心商品が改源だったのである。その後、1933（昭和8）年に改源の製造元と販売契約を結び、全国専売元となる。

● **常識破りの新発想で果敢に挑戦**

改源の新たな挑戦は、発売当時のキャッチフレーズの中に見て取れる。「お茶でのむかぜ薬」「美味改源」「味よし香よしキキメよし」の3フレーズを徹底して使用したのだ。

22

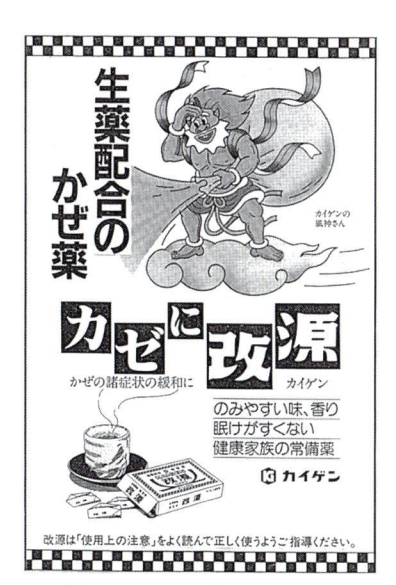

風神をキャラクターに使用した新聞広告

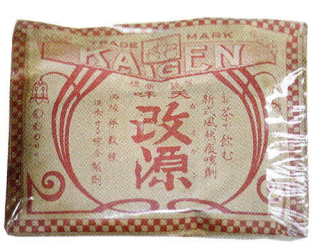

改源の発売初期のパッケージ

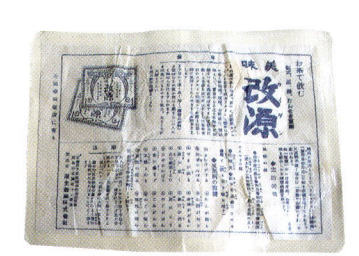

改源の発売当初の添付文書

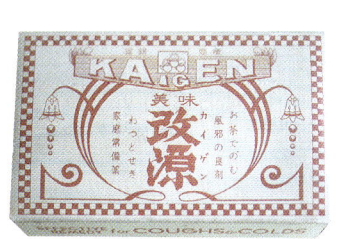

1962（昭和37）年当時のパッケージ

当時としても薬は水か白湯で飲むのが常識。薬店の店主からは、「お茶で飲むかぜ薬なんて、ばかにするな」と叱られることも頻繁にあったという。お茶に含まれているカフェインの力を借りて効果を強めるという新発想は、受け入れづらいものだったのだ。また、「良薬口に苦し」の考えが身に付いた日本人にとって、味と香りに配慮した改源の出現は、驚嘆するものがあったのだろう。

●「かぜッ、ひいてまんねん」のフレーズでブレーク

改源の知名度は、新聞広告や街頭宣伝の効果もあり、着実に高まっていく。だが、広告宣伝活動がマンネリ化してきたと判断すると、すばやく新たなキャンペーンを打ち出した。風神キャンペーンである。1983（昭和58）年年初より、改源市場再開発運動と銘打ち、風神のキャラクターを考案し「かぜッ、ひいてまんねん」のフレーズを前面に押し出すことで、マスコミ大作戦を展開、大成功を収めたのだ。創業から約90年。今でも改源の根底にある「日々新た又新た」の精神は脈々と息づいている。

風神のキャラクターグッズ

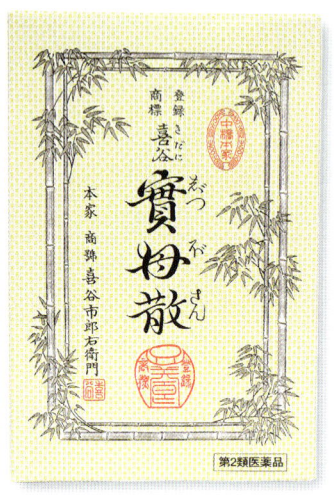

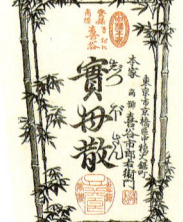

喜谷實母散

株式会社 キタニ

漢方・生薬製剤

あたかも慈母の赤子におけるが如き、婦人のための妙薬

商品名	喜谷實母散(きだにじっぱさん)(第2類医薬品)
発売開始年	1713(正徳3)年
商品構成	5包入・10包入・30包入
効能・効果	更年期障害、血の道症*、月経不順、冷え症およびそれらに随伴する次の諸症状:月経痛、腰痛、頭痛、のぼせ、肩こり、めまい、動悸、息切れ、手足のしびれ、こしけ、血色不良、便秘、むくみ
	*【血の道症】月経、妊娠、出産、産後、更年期など女性のホルモンの変動に伴って現れる精神不安や、いらだちなどの精神神経症状および身体症状のことです。
用法・用量	大人1日1包を次のようにして4回服用する 1回目:熱湯180mL(大きめ茶碗1杯)に1包を浸し、適当な濃さに振り出して朝食前に服用する 2回目:1回目に使用した実母散を同じように振り出して昼食前に服用する 3回目・4回目:2回目に使用した実母散に水270mLを加え、半量まで煎じつめ、夕食前および就寝前に分けて服用する
成分・分量	1包(11.25g)中:トウキ 2.25g、センキュウ 2.25g、センコツ 1.12g、モッコウ 1.12g、ケイヒ 0.94g、ビンロウジ 0.94g、ビャクジュツ 0.75g、オウゴン 0.75g、チョウジ 0.56g、オウレン 0.38g、カンゾウ 0.19g

明治から昭和初期まで使用されていたと思われるパッケージ

『耳袋』に書かれている由来

時は1713(正徳3)年。徳川家7代将軍の家継が征夷大将軍となったその年に「喜谷實母散」は創業した。この由来については、江戸時代の役人、根岸鎮衛が著した『耳袋』に書かれている。ちなみに『耳袋』とは古老の言い伝えや自身が見聞きした面白い世間話や事件などを収集したもの。記述によると、江戸の楓河岸(現在の中央区京橋)で薪炭業をしていた喜谷市郎右衛門のところに、実弟が一人の医師を紹介しにきた。その医師は、幕府への訴えのために江戸に出てきたが、公判が長引いて滞在費用にも事欠くとのこと。気の毒に思った市郎右衛門は、医師を自宅に長期逗留させることにした。

24

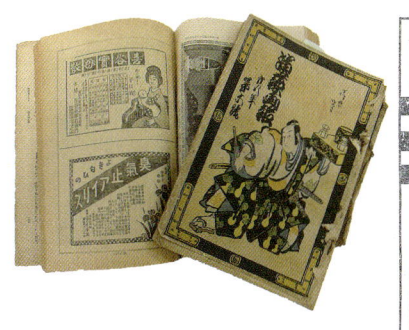

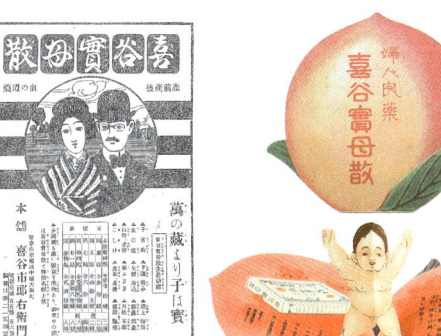

芝居の雑誌に掲載された広告
（左上・大正7年）と、昭和7
年に使用された広告（上）

桃を開くと、中から男の子が登場。
ユニークな販促品

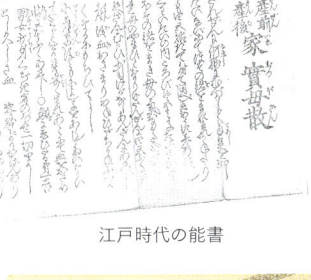

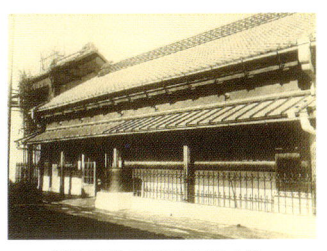

江戸時代の能書

明治時代の喜谷實母散本舗。
左に目印の笹がある

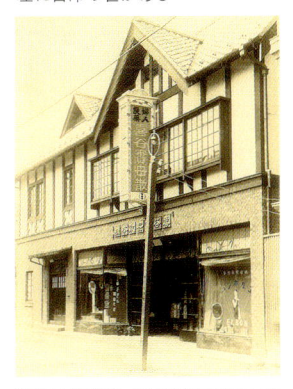

関東大震災後、昭和2年に移転・開
業した店舗。モダンな作りであった

● 難産で苦しむ隣家の娘を助けた妙薬

そんなある日、娘が難産で苦しんでいると、隣家から助けを求められた。医師が一服の薬を与えたところ、死産ではあったが、母親の命を助けることができて非常に感謝された。さて、後日無事に公判が終わって長崎に帰るにあたり、恩義を感じた医師は秘伝の処方の詳細と、3冊の書を与えた。創業の基礎となったこの書物には、婦人の病気や出産、妊婦へのアドバイスなどが書かれていた。隣家の娘を助けた薬の話が広まると、江戸市内だけではなく、あちこちから噂を聞きつけた人々が薬を求めにきた。この妙薬は「あたかも慈母の赤子におけるが如き」ということで『實母散』と名付けられた。

● 薪炭屋の名残を残すパッケージ

その効果が広く知られるようになり順調に売り上げが伸びると、市郎右衛門は本業であった薪炭屋を閉め、この妙薬の販売に徹することとした。江戸では薪を販売する店を「真木屋（まきや）」と呼んでいたので、当初は「中橋真木屋藥」と呼ばれていた。

さて、「喜谷實母散」のパッケージには竹の絵が描かれている。これは、薪炭業を営んでいたころから店の片隅に生えていた竹が起源のようだ。それから代々、喜谷實母散本舗の前には竹が植えられており、現在移転した目黒本社の前にも植えられている。

生薬強心剤

救心

救心製薬株式会社

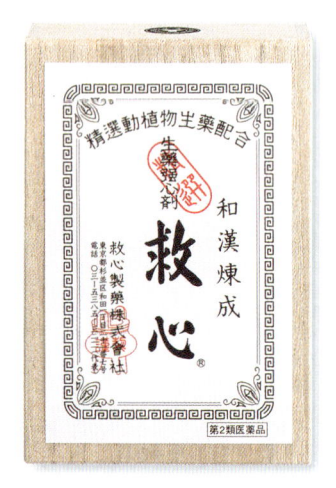

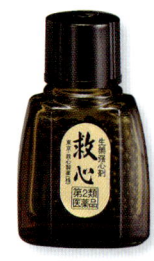

変わらない伝統と科学の裏付けが融合したハートのくすり

商品名	救心(きゅうしん)(第2類医薬品)
発売開始年	1913(大正2)年
商品構成	30粒、60粒、120粒、310粒、630粒
効能・効果	どうき、息切れ、気つけ
用法・用量	大人(15歳以上)1回2粒、1日3回、朝・夕・就寝前に水またはお湯で服用。かまずに服用すること
成分・分量	6粒中：センソ 5mg、ゴオウ 3mg、ジャコウ 1mg、ニンジン 25mg、レイヨウカク末 6mg、シンジュ 7.5mg、リュウノウ 2.7mg、ドウブツタン 8mg

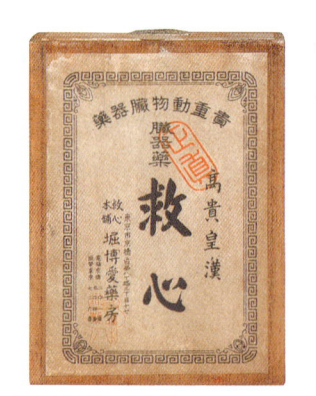

昭和6年ごろから使用されたパッケージ
基調デザインは発売当初から変えていない

愛用者からの声をヒントに「救心」と命名

「救心」の原点は、創業者・堀正由が富山から上京する際に携えてきた家伝薬の「ひとつぶぐすり」。堀は1913(大正2)年に現在の浅草に堀博愛薬房を開き、「ひとつぶぐすり」を「ホリ六神丸」という名称で発売した。当時、一握りの高貴な人々でなければ手に入れにくかった、貴重な動植物性生薬を一粒の薬に融合して、多くの人に使用してもらいたいと考えたのである。もとは万能薬のように用いられていたが、愛用者から「心臓によく効く」という声を多数いただく。そこで、さらに製剤の改良を重ね、ネーミングも印象に残りやすい「救心」に改名した。

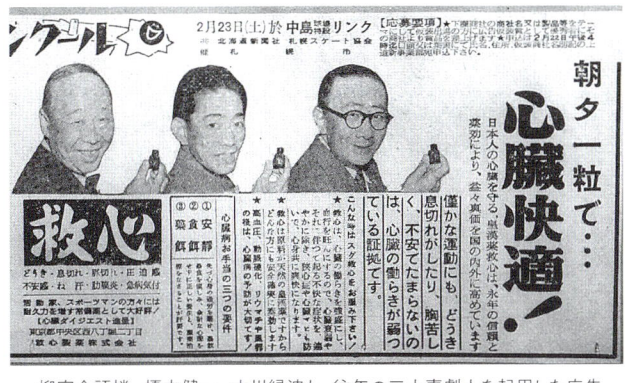

柳家金語楼、榎本健一、古川緑波と、往年の三大喜劇人を起用した広告

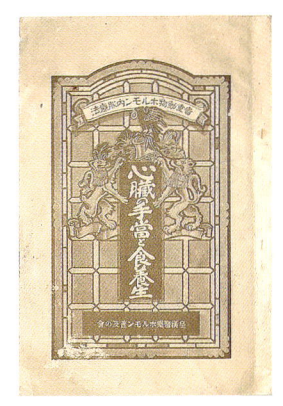

販促物として配布されていた小冊子
『心臓の手当と食養生』(昭和14年)

創業者と救心本舗(昭和初期)

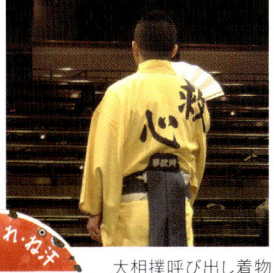

大相撲呼び出し着物
広告(昭和40年代～)

街頭看板(昭和40年代)

● 販売方法の変遷と、変わらないパッケージ

発売当初の販売方法はというと、北は樺太、北海道から南は九州まで、直接家庭に出向いての置き薬風であった。「救心」という名前にしてからは通信販売をスタート、新聞・雑誌などのマスメディアによる広告宣伝も積極的に行うようになる。昭和30年代に入ると、当時の三大喜劇人であったエノケンこと榎本健一、古川緑波、柳家金語楼を一同に集めた新聞広告などで注目を集めた。

パッケージの基調デザインは発売当初から変えていない。周りを囲んでいるのは、中国で紀元前より使われている、稲妻を図案化した「雷文」。左下隅にある「鼎」は、古代、食べ物を煮るために使われていた三本脚の金属器で、中国皇帝の帝位の象徴ともされていた。

● 伝統薬に科学の裏付けをプラス

長い歴史を持つということだけが、伝統薬の薬効の証ではない。科学の裏付けが大切だという考えから、「救心」は昭和30年代以降、国内はもとよりイギリスやフランスにある研究所、大学、医療機関で前臨床試験、臨床試験を重ねている。近年、伝統薬としては珍しい代謝実験も行っており、薬効の確認と安全性の確立に力を注いでいる。

第1章 家庭薬ロングセラー物語

総合胃腸薬

強力わかもと

わかもと製薬株式会社

商品名 強力わかもと（指定医薬部外品）

発売開始年 1929（昭和4）年

商品構成
1000錠、300錠、108錠（9錠×12パック）

効能・効果
- 胃もたれ、食欲不振、消化不良、消化不良による胃部・腹部膨満感、食べ過ぎ、胸つかえ、消化促進
- 整腸（便通を整える）、軟便、便秘、腹部膨満感
- 滋養強壮、虚弱体質、肉体疲労・病中病後・胃腸障害・栄養障害・発熱性消耗性疾患・産前産後などの場合の栄養補給

用法・用量
成人（15歳以上）1回9錠、11歳以上〜15歳未満1回6錠、8歳以上〜11歳未満1回5錠、5歳以上〜8歳未満1回3錠。1日3回、食後に服用

成分・分量

アスペルギルス・オリゼーNK菌（消化酵素産生菌）培養末	3375.0mg
乳酸菌培養末	675.0mg
乾燥酵母（ビール酵母）	2490.1mg
硝酸チアミン（ビタミンB₁）	3.4mg
リボフラビン（ビタミンB₂）	2.0mg
ニコチン酸アミド	2.0mg

添加物として、沈降炭酸カルシウムを含有

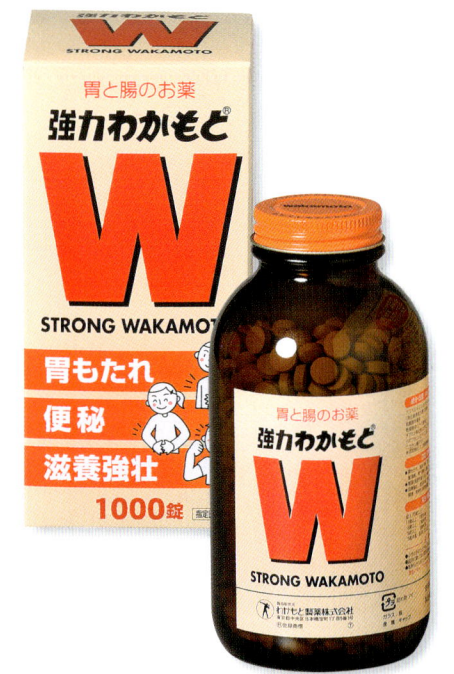

食生活の変化に応じて成分を改良 麹菌・乳酸菌・ビール酵母で健康増進

国民の栄養状況を改善すべく、栄養剤を創製

「わかもと」の研究が始まったのは1926（大正15）年。昭和初期は国民の栄養状況が極めて悪く、またビタミンの研究も始まったばかりで、ビタミンB₁やビタミンB₂の構造も明らかでない時代であった。そのような時代背景のなか、当時の東大の栄養学名誉教授らの国民の栄養向上を目的として行われた米胚芽と酵母菌の研究により、ビタミンや消化酵素が発見された。これらの研究などからビール酵母に着目し、米胚芽の有効成分を加えて製剤化に成功。1929（昭和4）年、「栄養と育児の会」という社名

薬局・薬店に配布された毛布

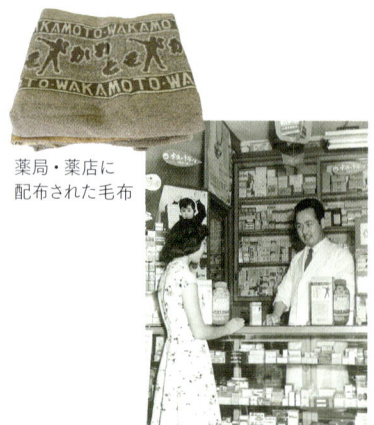

薬局には販促用のツールが配布された

28

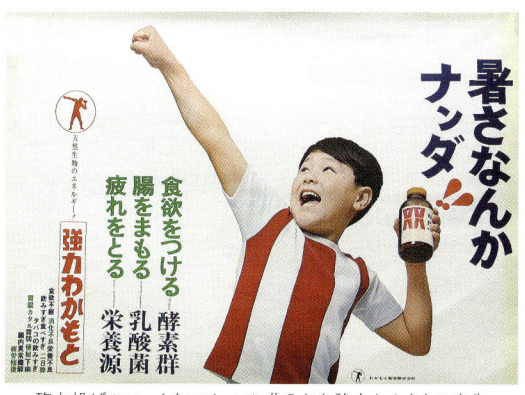

砲丸投げのマークをモチーフに作られた強力わかもとの広告

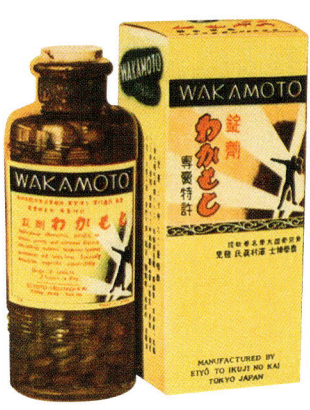

初代パッケージ

● 改良し、健康をパワーアップ

で創業し、若さの素すなわち「若素」と名付け、新栄養剤として発売を開始した。これが酵母製剤のさきがけとなった。

「わかもと」は人々の食生活の変化に応じて成分の改良を重ねていく。その後独自に培養した麹菌を配合し、消化剤の機能を備えた。1955(昭和30)年には整腸作用を高める乳酸菌が加えられた。インスタント食品が広まった1962(昭和37)年には、各種ビタミンを補強。従来の製品がパワーアップしたことから、製品名も「強力わかもと」と改称する。

また同社のシンボルでもある砲丸投げのマークは外国映画が好きだった創業者が、ある映画で見た砲丸投げのシーンを目にして、その健康的な肉体美が商品のイメージにピッタリだとひらめいたことによる。

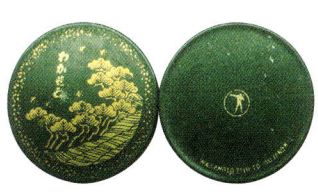

わかもと購入者に進呈された携帯用容器

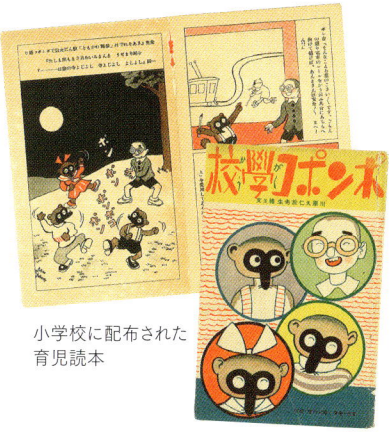

小学校に配布された育児読本

● まさに元祖サプリメント。病気予防に一家で愛用

発売当時より、製品の普及活動に力が注がれた。育児読本や小冊子、マンガなどを次々と製作し、薬局や小学校などに配布。イラスト入りで暮らしの知恵を盛り込むなど、手が込んでおり、多くのファンができた。

また、独特のにおいと味は、無駄な成分を入れず麹菌・乳酸菌・ビール酵母の天然成分で作られた製品の証。量を調整できる錠剤であったことも長く愛されてきた理由であろう。栄養補給・病気の予防として家庭で毎日の習慣のように摂取されてきた。

29 ● 第1章 家庭薬ロングセラー物語

皮膚外用薬

キンカン
株式会社 金冠堂

発売当時はやけど治療薬として販売されていた鎮痒消炎外皮剤

商品名	キンカン（第2類医薬品）
発売開始年	1930（昭和5）年
商品構成	15mL、55mL、120mL
効能・効果	虫さされ、かゆみ、肩こり、腰痛、打撲、ねんざ
用法・用量	1日数回、患部に適量を塗布。「乾かしては塗って、乾かしては塗って」を1日に5～6回繰り返す
成分・分量	100mL中 アンモニア水　　　21.30mL l－メントール　　　　1.97g d－カンフル　　　　　2.41g サリチル酸　　　　　　0.57g トウガラシチンキ　　0.35mL （原生薬量として35mg） 添加物として朝鮮人参抽出液、溶剤としてアルコール含有

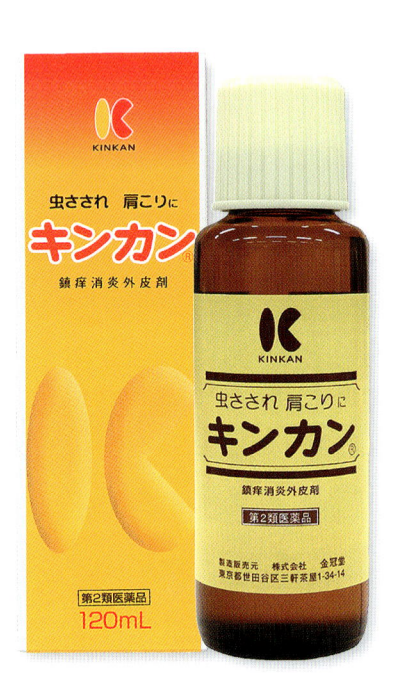

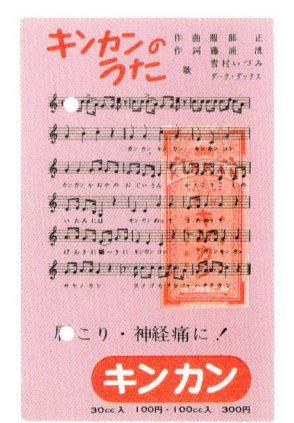

最初はやけど治療薬としてつくられたキンカン

「キンカン塗って、また塗って」のコマーシャルソングでおなじみのキンカンは、1930（昭和5）年に発売された。株式会社金冠堂の創業者山﨑栄二は、日本を離れ新たな地で挑戦することを決意。1926（昭和元）年に朝鮮半島に渡り、やけどなどの治療薬を創薬しようと研究所をつくり薬の研究を始めた。大やけどで亡くなった姉の子どものことが忘れられなかったからだ。研究所は当時、慶州で発見された金の王冠の名をとって、「金冠堂」と名付けられた。栄二は、野山を探り歩いて生薬原料を採集。ある時は煮たり、ある時は溶かしたりと、試行錯誤した結果、ようやくキンカンが誕生した。

キンカンのコマーシャルソングの歌詞は、ハガキで生活者に配布されていた

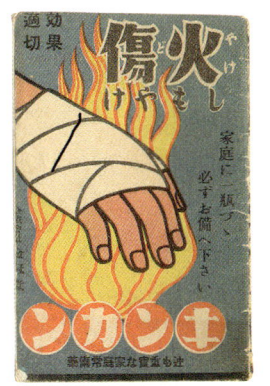

薬局・薬店に配布されていたメモ帳

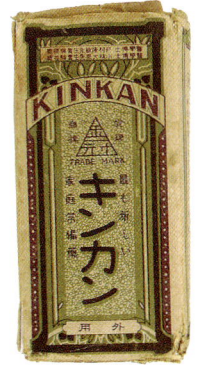

戦前のパッケージと容器

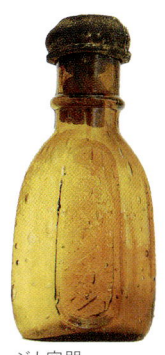

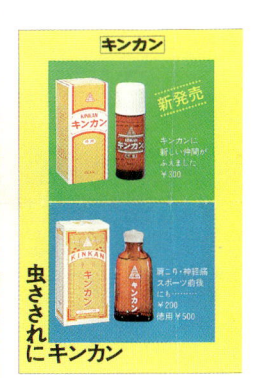

体を張っての販売法で売り上げを拡大

1931（昭和6）年、キンカンは東京へ進出し、金冠堂を設立。栄二はキンカンをかついで売り歩き、煮えたぎった湯を自分の腕にふり注ぎ、キンカンを塗布して見せるという、体を張っての販売法で売り上げを拡大させた。第2次世界大戦中は、空襲時の火災によるやけどや外傷の救急薬として高い評価を得、戦後

地域の民謡大会のスポンサーにもなった

キンカンのCMソングは1955年から

キンカンのコマーシャルソングは、1955（昭和30）年に入ってお茶の間に流れ、キンカンの知名度は全国的に広がった。現在は、タレントのグッチ裕三さんが歌い、全国に放送されている。また、民謡をこよなく愛した栄二は1961（昭和36）年2月から「素人民謡名人戦」の番組のスポンサーをつとめるとともに、（財）日本民謡芸能交際交流協会を設立し、民謡の地域普及に尽力して社会貢献も果たしている。初期のユニークな販売法と親しみのあるコマーシャルソングによりキンカンは家庭の常備薬となったのである。

はやけどだけでなく、肩こり、神経痛などにも使用され、家庭にはなくてはならない存在となった。

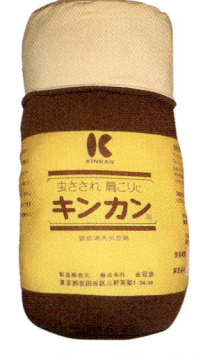

アミューズメント施設の景品用として作製されたキンカン

31　● 第1章 家庭薬ロングセラー物語

殺虫剤

金鳥の渦巻
大日本除虫菊株式会社

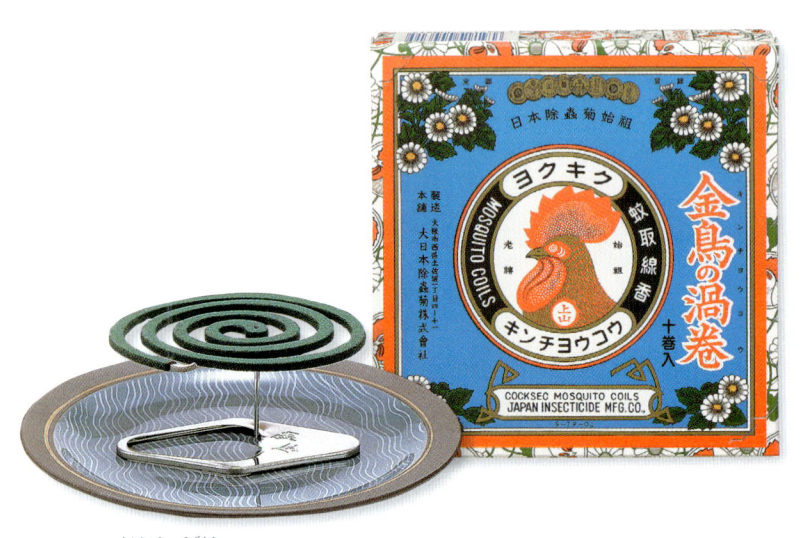

日本の夏と暮らしのなかに
いつの時代もいつも変わらず

商品名	金鳥の渦巻（防除用医薬部外品）
発売開始年	1902（明治35）年
商品構成	10巻、30巻（缶）、30巻（紙函）、50巻、大型30巻（缶）、ミニサイズ6巻、天然除虫菊10巻、微煙10巻、小巻20巻
有効成分	ピレスロイド
対象害虫	蚊成虫

日本の夏の風物詩として定着

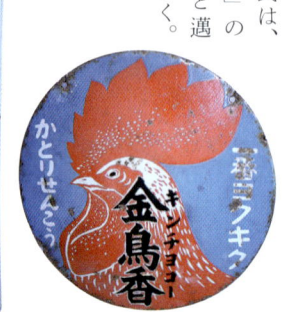

「金鳥の夏、日本の夏」のフレーズとともに夏の風物詩として定着した金鳥の渦巻。渦巻きの先端から漂う細い煙と線香の香りに、ホッと息をつきながら郷愁を抱く人も多いだろう。日本人の心に根付いた金鳥の渦巻の誕生は、創業者の上山英一郎氏と「除虫菊」との出会いに起因する。1886（明治19）年、恩師・福澤諭吉の紹介で知り合った米国の植物会社社長H・E・アモア氏からの贈り物の中に、「除虫菊」の種子が入っていたのだ。「除虫菊」の殺虫成分に着目した英一郎氏は、「蚊取り」の研究へと邁進していく。

短冊形
ホーロー看板

昭和初期の販売店の
軒下ホーロー看板

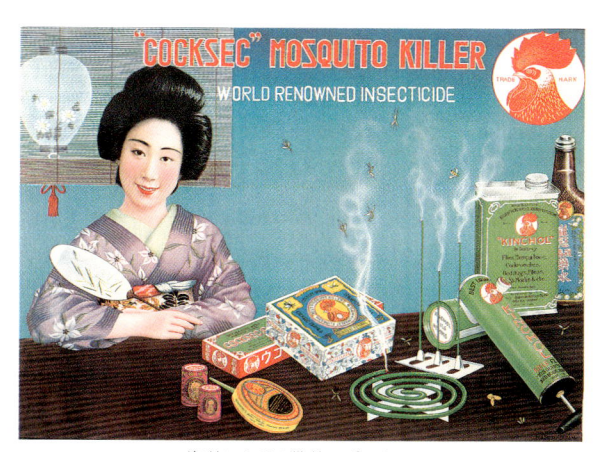

海外における戦前のポスター

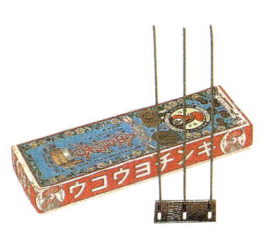

発売当初の棒状蚊取り線香

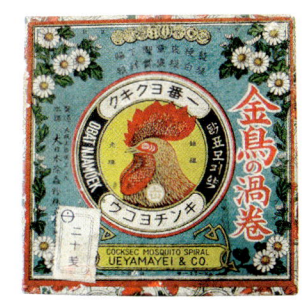

1919（大正8）年ごろの
金鳥の渦巻

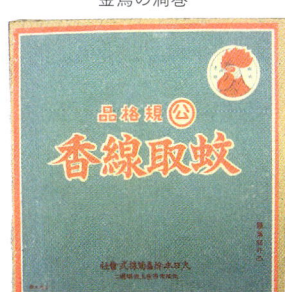

1941（昭和16）年ごろの
戦時下統制品の金鳥の渦巻

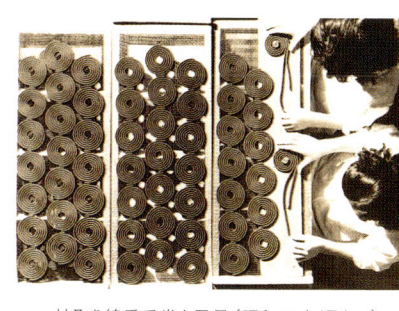

蚊取り線香手巻き風景（昭和35年頃まで）

新たな発想と結びつき新商品が誕生

現在の渦巻き型の商品へ辿りつくためには、二つの"ひらめき"が必要だった。

英一郎氏が立ち寄った東京の旅館。偶然同宿となったのが、仏壇線香屋の息子であった。二人で会話を交わしていくうちに、英一郎氏は線香に除虫菊粉を混ぜることをひらめく。世界初、蚊取り線香誕生の瞬間である。だが、1890（明治23）年に商品化した蚊取り線香は、棒状だったため燃焼時間が短く40分しかもたない。苦悩を続ける英一郎氏を見かねて、ゆき夫人が「渦巻き型にしてみたら」とのアドバイス。その一言がきっかけで、1902（明治35）年、ついに渦巻き蚊取り線香の販売が実現したのだ。

安全性の高さがロングセラーの要因

商品誕生から100年以上もの歳月にわたって、日本人に愛用され続ける主因は、安全性の高さにある。金鳥の渦巻の有効成分であるピレスロイドは、蚊などの昆虫には殺虫効力を発揮する一方、人間をはじめとする温血動物の体内では、酵素により分解され体外に排出される。また、ピレスロイドは、光、空気、熱に触れると、他の殺虫剤より分解しやすい性質があるため、役目が終われば分解されるのだ。人にも自然にもやさしい商品だからこそ、長きにわたり愛され続けるのである。

第1章　家庭薬ロングセラー物語

胃腸薬

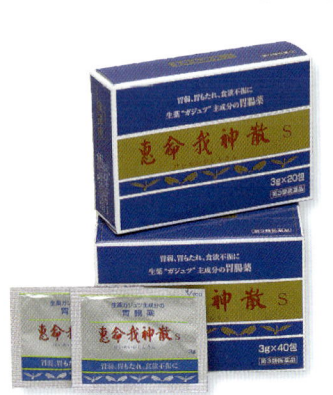

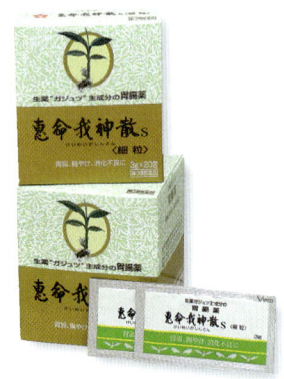

恵命我神散

株式会社 **恵命堂**

屋久島の自然がはぐくんだ生薬ガジュツが主成分の胃腸薬

商品名	恵命我神散(第3類医薬品)
発売開始年	1933(昭和8)年
商品構成	恵命我神散／徳用 400g 恵命我神散S／分包 120包・40包・20包 恵命我神散S〈細粒〉／分包 120包・60包・20包
効能・効果	食欲不振(食欲減退)、胃部・腹部膨満感、消化不良、胃弱、食べ過ぎ(過食)、飲み過ぎ(過飲)、胸やけ、もたれ(胃もたれ)、胸つかえ、はきけ(むかつき、胃のむかつき、二日酔・悪酔のむかつき、嘔気、悪心)、嘔吐
用法・用量	1日4回食後および就寝前に服用する。1日5～6回服用しても差し支えないが、この場合には約4時間の間隔をおいて服用する
成分・分量	1包3g中 ガジュツ末　　2500mg 真昆布末　　　100mg 添加物としてウコン末、ショウキョウ末、結晶セルロース(細粒は部分α化デンプン)を含む

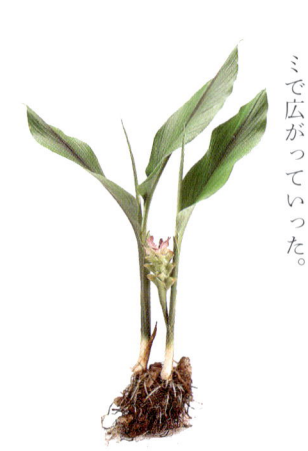

海軍の指定薬になった恵命我神散

恵命我神散は、ガジュツという生薬が主成分の胃腸薬だ。ガジュツは鹿児島県の屋久島と種子島の民間伝承薬で、屋久島に生まれ育った柴昌範(恵命堂創業者)が最上宏医師とともに研究開発に着手し、商品化に結びつける。1933(昭和8)年に鹿児島で販売を開始したのをきっかけに、1938(昭和13)年には東京に進出した。その後、海軍の指定薬となり、海軍には欠かすことのできない薬となったのである。終戦後は、配置薬として家庭に普及させるとともに、薬局でも販売するようになった。目立った広告などはせずに、配置販売員や愛用者を集めた「恵命我神散まつり」などで地道に商品の説明を行い、恵命我神散は口コミで広がっていった。

生薬ガジュツ

34

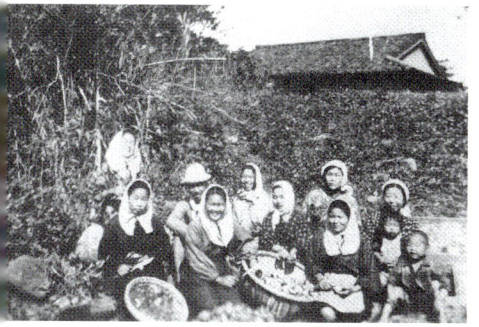

屋久島で働く人々（1949〜1950年ごろ）

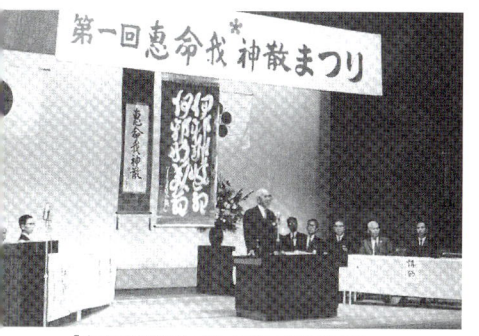

「恵命我神散まつり」の様子（1969年）

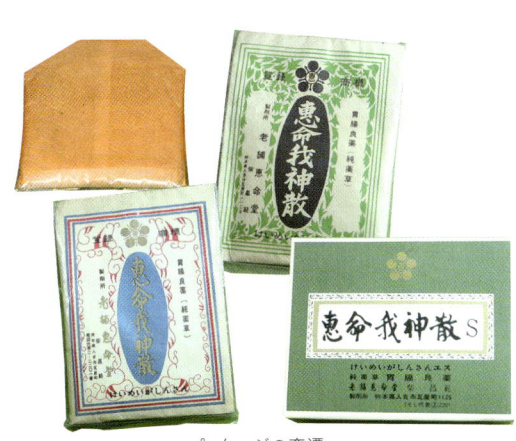

パッケージの変遷

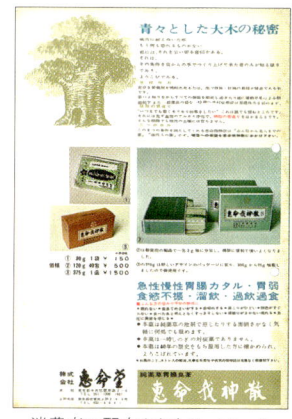

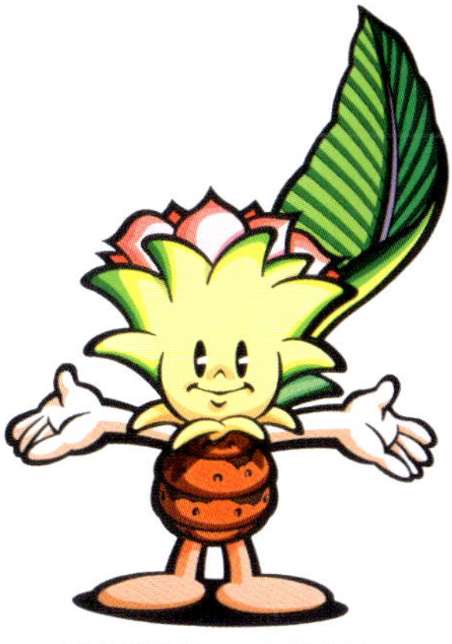

消費者に配布されたリーフレット

恵命我神散の60周年記念で作製されたガジュツ君

● 「効能神の如し」が商品名の由来

我神散というとインパクトのある名前だが、商品名の由来は、最上宏医師が臨床試験中にガジュツの効能を目の当たりにして「効能神の如し」と感じたことが要因とされている。

恵命我神散は、多くの有名人から愛用されている。作家の吉川英治をはじめ、元巨人軍監督の川上哲治、女優の和泉雅子など愛用者のジャンルは幅広い。中でも川上哲治の出身地に恵命堂の工場があったことから、巨人軍のV9時代には多くの選手が愛用していた。

● 生産から販売まで一貫した体制で消費者から支持を集める

恵命我神散の原料に使用されているガジュツは屋久島・種子島産に限定されている。この地域は大型台風の襲来が多く、収穫量も天候に左右されるなどのリスクがあり、原料の安定確保と均一な栽培管理が課題になっていた。そのため、現地農家と契約栽培しているほかに自社農場の開拓にも力を入れ、現在でも原料を100％自社で調達している。この体制は発売当初から一貫しており、現在でも消費者から支持を得ている要因だ。

第1章 家庭薬ロングセラー物語

外用消炎鎮痛薬

奥田家 下呂膏
株式会社 奥田又右衛門膏本舗

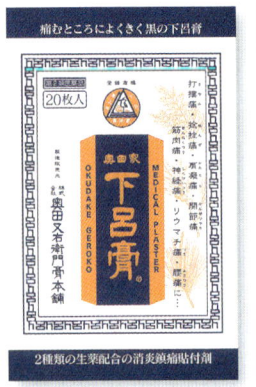

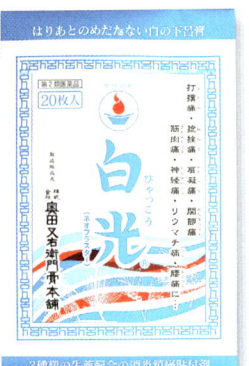

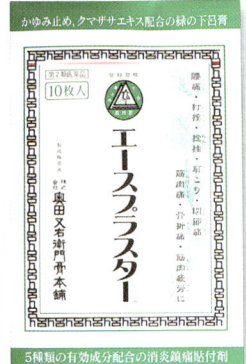

下呂の接骨医・奥田又右衛門が家伝の秘薬として施術の際に用いる膏薬

商品名	奥田家下呂膏（第2類医薬品）
発売開始年	1973（昭和48）年
商品構成	奥田家下呂膏（黒の下呂膏）、白光（白の下呂膏）、エースプラスター（緑の下呂膏）
効能・効果	打撲痛、捻挫痛、肩こり痛、関節痛、筋肉痛、神経痛、リウマチ痛、腰痛
用法・用量	体温よりやや高めに加温したのち、適宜患部に貼布する
成分・分量	1枚（10.5cm×23.5cm）中 　オウバク末　0.1200g 　ヨウバイヒ　0.0289g

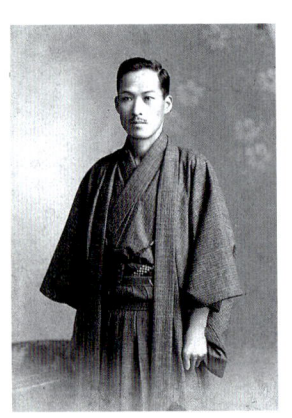

● 患者からの熱烈な声に応え、「東上田膏」を製造販売

岐阜県・下呂温泉の奥深い自然のなか、接骨医の施術で使用されてきた膏薬・奥田家下呂膏は、一般者には販売されず、接骨医・奥田又右衛門のもとを訪れる患者に対して、用いられるものであった。5代目奥田又右衛門の時代に入ると、施術の評判は全国に広がり、家伝の秘薬・下呂膏だけでも入手したいという声が高まってくる。当時、評判の高さにより、7軒の民宿が営業していたというから驚きだ。患者からの熱烈な声に応え、1934（昭和9）年、又右衛門は有志6名とともに、「東上田膏」の製造販売に踏み切るのだ。

5代目奥田又右衛門

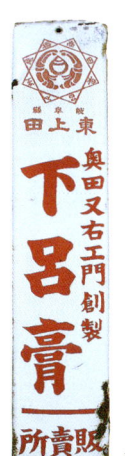

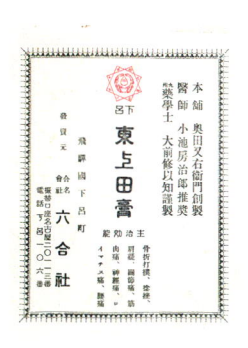

東上田膏のパッケージ

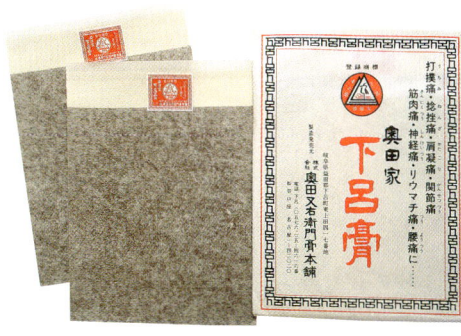

下呂膏の看板

和紙に生薬を塗り付けて製造

7代目奥田又右衛門が診療する奥田接骨院

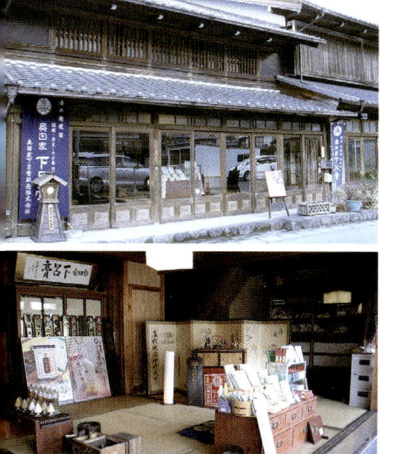

奥田家下呂膏を販売する下呂の店舗

● 和紙には患部を固定する
　テーピング効果も

「東上田膏」は1950（昭和25）年に「下呂膏」へ、1973（昭和48）年に「奥田家下呂膏」へと商品名を改称するが、商品名は変化しても、配合成分はほとんど変わることなく受け継がれ、奥田又右衛門が接骨医として、代々施術で用いるスタイルも昔のままだ。主成分であるオウバクとヨウバイヒは、患部の消炎を改善して、痛みを和らげる効果を持っている。この2種類の生薬にゴマ油などを加えて膏薬とし、和紙へと塗りつけている。和紙には患部を固定するテーピングの効果があるため、接骨での治療にも最適なのだ。

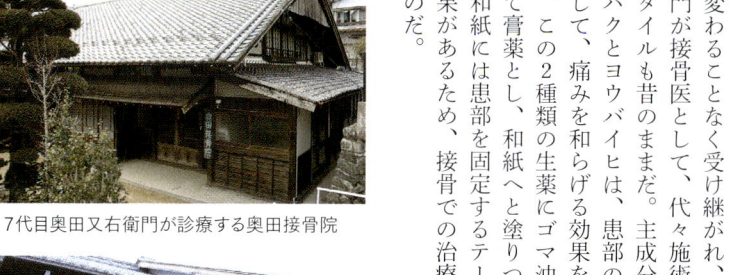

● 常備薬として
　長年にわたって親しまれる

現在、接骨医として治療にあたっているのが7代目奥田又右衛門。診療所は昔のまま代々受け継がれ、家屋が醸し出す威厳と風格は、下呂膏の歴史の深さを感じさせる。下呂膏は、施術の確かさと商品力の高さにより信頼を得て、今でも下呂で暮らす人々の常備薬として欠かせないものになっている。

また、下呂温泉の中心地から、路地を入っていくと、奥田家下呂膏の販売店が現れる。下呂の観光スポットの一つに数えられ、店舗に一歩踏み込むと、昔の商品看板や薬研などが目に飛び込み、レトロな感覚に浸ることもできる。

外皮用薬

コロスキン

株式会社　東京甲子社

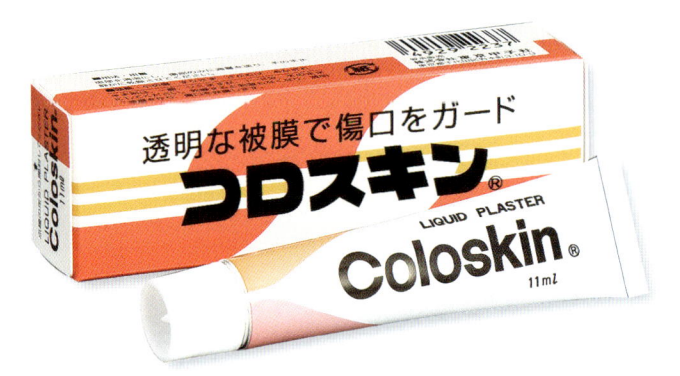

"ホータイ"のいらない生活者が育てた液状絆創膏

商品名	コロスキン（第3類医薬品）
発売開始年	1943（昭和18）年
商品構成	11mL
効能・効果	小切傷・すりきず・さかむけ・あかぎれ
用法・用量	患部を清潔にし、傷部のみに適量を塗りそのまま静かに乾燥させる
成分・分量	100g中 　ピロキシリン　　　15.95g 　d－カンフル　　　　2.8g 添加物として、ベンジルアルコール、イソプロパノール、ヒマシ油、酢酸エチル、その他1成分を含有する

ひび・あかぎれに コロスキン
¥50.

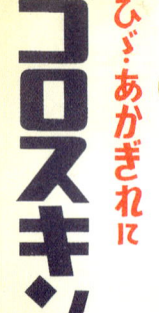

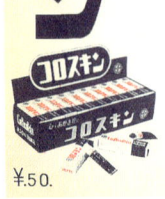

薬局・薬店に配布された販促物

● コロスキンの出生の謎はいまだに解明されていない

「ホータイのいらない液状絆創膏」でおなじみのコロスキンは、60数年の歴史を持つ商品だ。コロスキン出生の謎はいまだ解明されていない。それは、現在コロスキンを製造している株式会社東京甲子社の出生の記録が残されていないからだ。

東京甲子社は、1924（大正13）年、卸業の中西武商店とメーカー数社が親睦の会を結成し「甲子会」としたのが始まりとされ、その後、甲子会のメンバー4社が集まり、1943（昭和18）年に東京甲子社が誕生したと伝えられている。翌年には事業を開始し、コロスキンをはじめ62品目を製造したといわれているが、戦争により資料が焼失し、詳細は不明である。

38

コロスキンなら、
透明で目立たない！

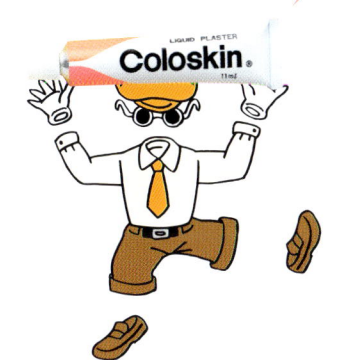

コロスキンのキャラクター（透明人間バージョン）。
ほかにもミイラや半魚人がある。

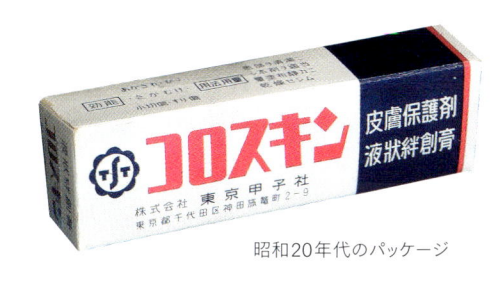

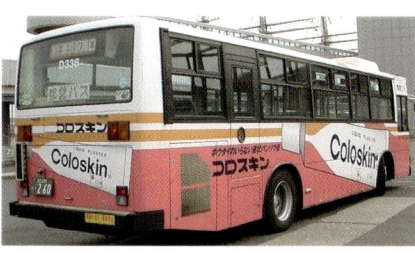

昭和20年代のパッケージ

コロスキンの広告がラッピングされたバス

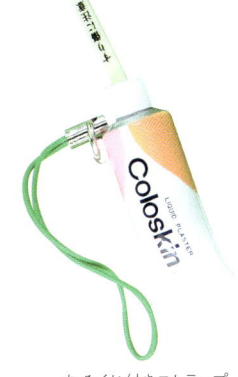

おみくじ付きストラップ

● 商品名の由来は「殺す菌」？

コロスキンの名前の由来は、コロジオン（傷口に塗ると耐水性の皮膜を作る成分）といわれている一方で、「殺す菌」が語源との意見もある。詳しい資料が存在していないため、どちらが正しいか明らかでない。

コロスキンの被膜に関して、東京甲子社は大学と共同で被膜の性質解明の研究などを行っている。電子顕微鏡による1万倍を超える倍率での観察では、表面は極めて滑らかで細孔は観察されず、微生物（1μm）が進入できないこともわかっている。

● プロ野球選手にも使われている

コロスキンは、愛用者がはがれにくくするための方法を見つけ、その情報を友人に広めていることが、現在まで多くの人に愛されている要因といわれている。また、プロ野球選手が指のつめが割れないように、マニキュアの代用品としてコロスキンを使用しているそうだ。さまざまな場面で使用されているコロスキン──今後も目が離せない商品だ。

宣伝活動も盛んで、テレビでコマーシャルを放映するだけでなく、公共バスに広告をラッピングして、生活者にアピールしている。

皮膚外用薬

阪本 赤まむし膏

株式会社 阪本漢法製薬

時代と暮らしの変化とともに、世代世代へと受け継がれてきた膏薬

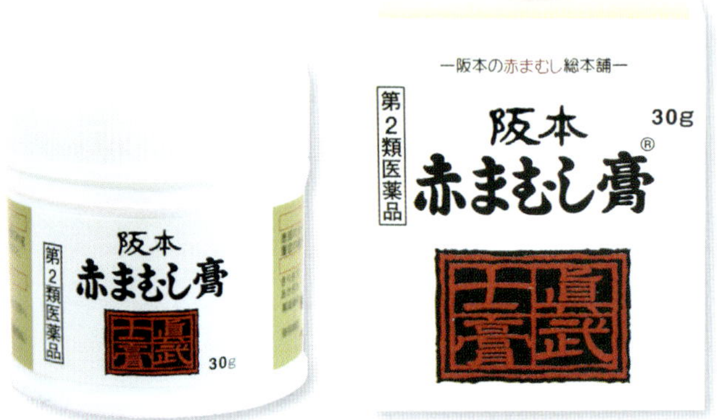

商品名	阪本赤まむし膏（第2類医薬品）
発売開始年	大正時代初期
商品構成	30g
効能・効果	きりきず、にきび、顔・手足のあれ、かゆみ、ひび、あかぎれ、しもやけ、いんきん、たむし、水虫、疥癬、くさ
用法・用量	患部の大小のより、脱脂綿または紙に延ばし、普通1日2回　難症または頑症の場合は1日3〜4回、患部に貼用する
成分・分量	本品1g中　日局サリチル酸　19mg　日局次硝酸ビスマス　40mg

出兵する子どもに持たせようと長蛇の列

"赤まむし" という強烈なネーミングとは裏腹に、子どもからお年寄りまで、広く親しまれている膏薬・阪本赤まむし膏。大正初期に「軍中膏」という名で発売されたのがはじまりで、約100年の間、時流の変化のなかで、暮らしを支え続けてきた。

戦時中には、戦地に向かう軍人の持参薬とされ、出兵する子どもに持たせようと、販売店には早朝から長蛇の列ができたという。戦後に入ると、強い成分がなく、何世代にもわたって安心して使用できることから、家庭の常備薬としての地位を確立していくこととなる。

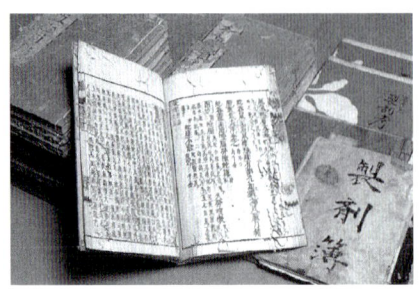

発売当初の製剤簿

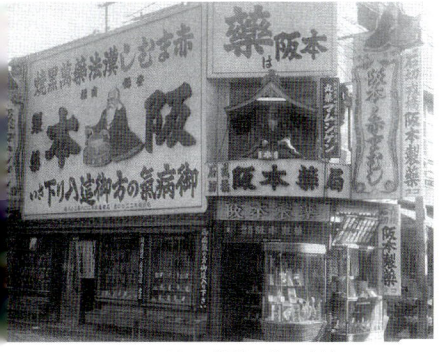

賑やかな看板が特徴の昔の店舗

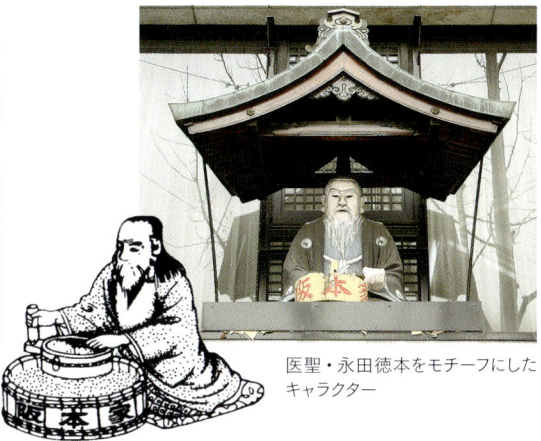

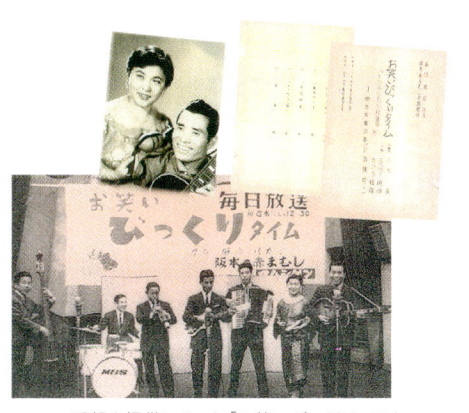

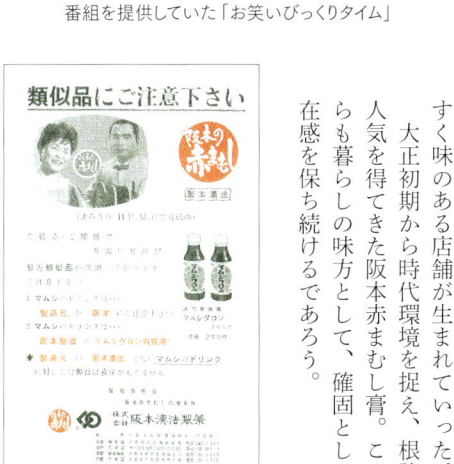

医聖・永田徳本をモチーフにしたキャラクター

番組を提供していた「お笑いびっくりタイム」

類似品への注意を促すポスター

● 爽やかな使用感でファン層を拡大

　第二次世界大戦が終わると、「軍中膏」は「阪本赤まむし膏」へとリニューアル。商品名の由来であるマムシの脂は、添加物として配合。冷血動物の脂のため、固まりにくくサラサラとしていて、皮膚への浸透性を向上させる効果を持つ。べたつかない使用感は、実際に試した人から口コミで伝わり、全国にファンを拡大していくこととなる。
　ヘビーユーザーのなかには、卸売市場などで普段から水を使用する労働者も多く、肌荒れで苦しむ人にとっても強い味方となっている。

● オリジナルソング「阪本赤まむしの歌」を作成

　広告宣伝で話題を呼んだのが、毎日放送の番組で提供した「お笑いびっくりタイム」。昼12時の時報とともに、軽快な番組がはじまり、オリジナルで作成した「阪本赤まむしの歌」などが流され、関西人の心を掴んでいく。また、大阪の自社直営店には、医聖・永田徳本の人形がキャラクターとして配置され、親しみやすく味のある店舗が生まれていった。
　大正初期から時代環境を捉え、根強い人気を得てきた阪本赤まむし膏。これからも暮らしの味方として、確固とした存在感を保ち続けるであろう。

41　● 第1章　家庭薬ロングセラー物語

漢方・生薬製剤

ササヘルス
株式会社 大和生物研究所

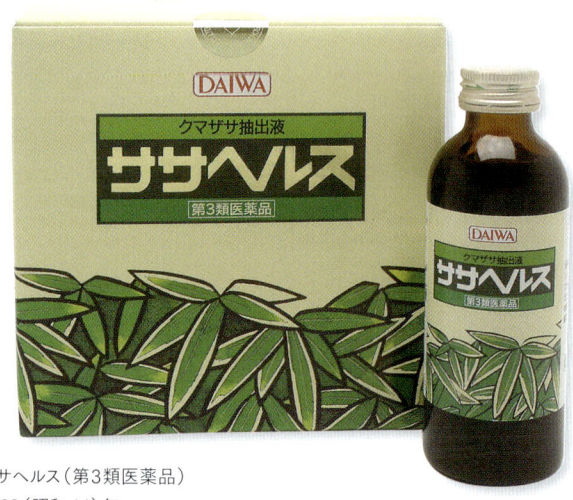

日本初の技術で医薬品として認可されたクマ笹エキス

商品名	ササヘルス（第3類医薬品）
医薬品承認	1969（昭和44）年
商品構成	127mL（1本入、3本入、6本入、12本入）、20mL（30本入）
効能・効果	疲労回復、食欲不振、口臭、体臭除去、口内炎
用法・用量	通常1日3回、1回約2～3mL（小児半量）を冷水、茶、牛乳等で適当に薄めて服用。なお、症状により適宜増量
成分	クマザサの葉の抽出液

未利用資源の活用が原点

古くから笹は、その防腐作用から笹ずしや笹団子などに、浄化の象徴として七夕や地鎮祭などに用いられてきた。ササヘルスは、創業者である大泉和也がクマ笹を原料に開発した医薬品だ。

戦時中、海軍の依頼で未利用資源から栄養補助食品を開発する研究をしていた和也は、戦後未利用資源であるクマ笹に着目。1952（昭和27）年、同志とともにクマ笹から葉緑素を精製する技術を開発し、これを基に医薬品「クロロン」を製造し、これがササヘルスの原点となる。

医薬品として認可されたササヘルス

1968（昭和43）年、大和生物研究所を設立した和也は、これまでの銅イオンを用いた葉緑素の安定化技術を一新、技術的に困難といわれた鉄イオンを用い

クマ笹を採集する様子

42

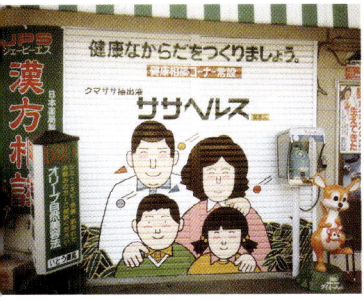

シャッターにササヘルスの
広告が！（会員店）

プレゼント用に製作されたパンダ人形。
パンダはクマ笹が大好物！

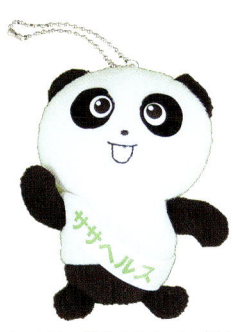

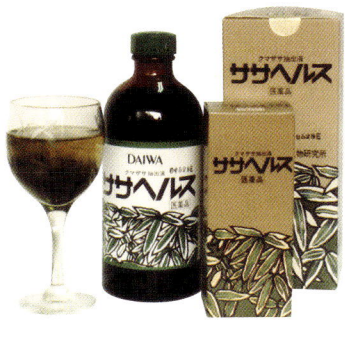

発売当初のパッケージ

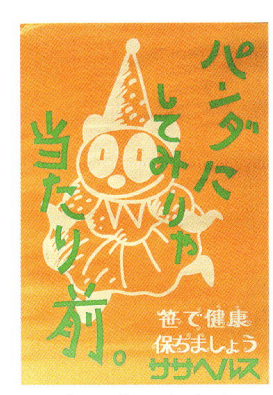

販促用に使われたポスター

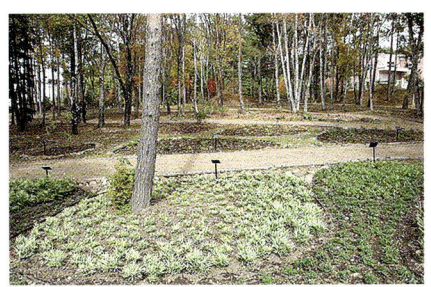

蓼科笹類植物園

た製法を開発する。翌年、厚生省（当時）から、この日本初の技術を用いたクマ笹の医薬品として、ササヘルスが認可される。しかし、売り上げは当初伸び悩み、学生時代の大泉高明現社長も、山でのクマ笹採集から製造、販売まで手伝い経営を支えた。

● 正確な情報を末端まで
伝えるために緑健会を設立

ササヘルスは、卸を通して薬局・薬店で販売していたが、「情報が末端まで正確に伝わってこそ、ササヘルスの良さも理解される」との考えから、直販体制を整備し、1989（平成元）年に販売店の全国組織である緑健会を設立。これが契機となり、ササヘルスは社会に認知されるようになったのである。

● 笹類の種数世界一の
「蓼科笹類植物園」

同社は、長野県蓼科高原にある蓼科工場の敷地内に約6千坪の「(財)蓼科笹類植物園」を併設している。国内外の笹類を中心に100種を超える種々の珍しい株が遊歩道沿いに植栽されている。全体が回遊式の数寄屋庭園に整えられており、その中に「笹類植物園エリア」「数寄屋庭園エリア」「実験圃場エリア」の3つのエリアが有機的に結合し、笹の可能性を探求する。将来は一般の方へも公開し、自然と触れ合いながら笹・竹への関心を高めてもらうことを目指している。

外用消炎鎮痛薬

サロンパスAe

久光製薬株式会社

"お客様第一主義"の商品展開により生活シーンで生き生きと息づく貼付剤に

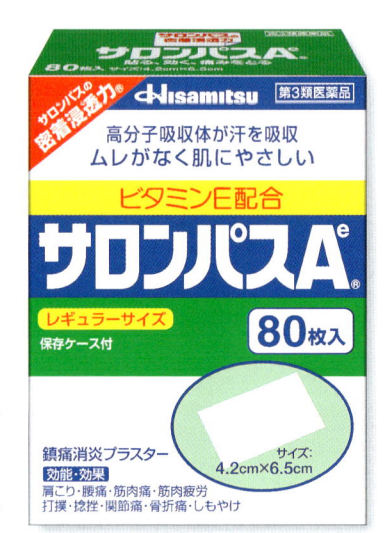

商品名	サロンパスAe（第3類医薬品）
発売開始年	1934（昭和9）年（サロンパスAeの前身であるサロンパス発売開始）
商品構成	10枚入、40枚入、80枚入、140枚入、240枚入
効能・効果	肩こり、腰痛、筋肉痛、筋肉疲労、打撲、捻挫、関節痛、骨折痛、しもやけ
用法・用量	1日数回患部に貼付する
成分・分量	膏体100g中 　サリチル酸メチル　　　　6.29g 　l-メントール　　　　　　5.71g 　ビタミンE酢酸エステル　2.00g 　dl-カンフル　　　　　　1.24g

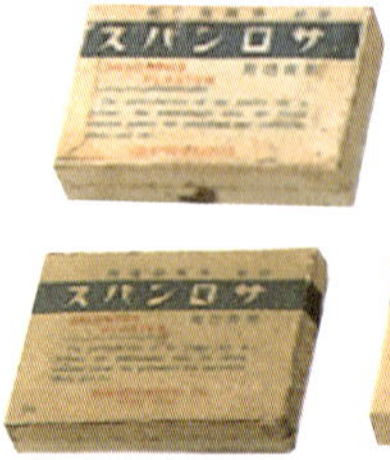

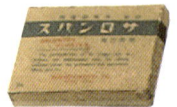

● **"白色"の貼付剤を生み出すために試行錯誤**

肩こりや筋肉痛、生活における体の痛みを和らげる、サロンパス。商品誕生の原点は、現在では当たり前となっている"白色"の貼付剤を生みだすことにあった。サロンパスが誕生する以前に主力商品として販売していたのが「朝日万金膏」という延べ膏薬。効能や品質においては優れた商品であったが、黒色の膏体が皮膚に残るという問題があった。そこで、当時の社長・中富三郎が新たに白色貼付剤を開発することを決断。試行錯誤の結果、白色貼付剤・サロンパスを生み出し、1934（昭和9）年より販売をスタートさせる。サロンパスという商品名は、主成分のサリチル酸メチルと軟膏を意味するプラスターをヒントにした造語である。

昭和10年代のパッケージ

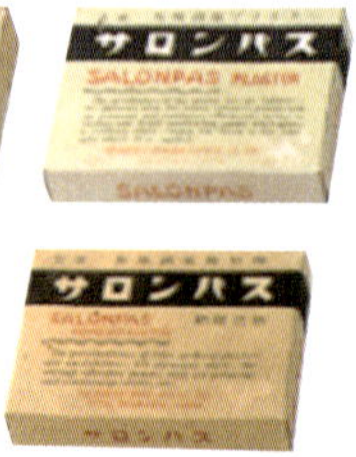

昭和30年代のパッケージ

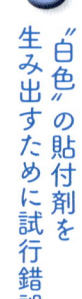

宣伝用のサロンパスの旗

子どもに人気だったブリキカー

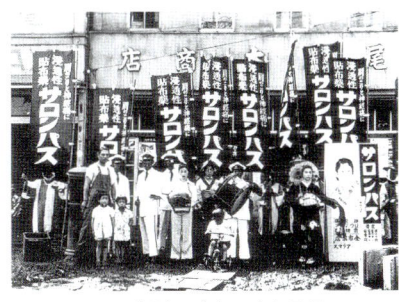

1936（昭和11）年の宣伝風景

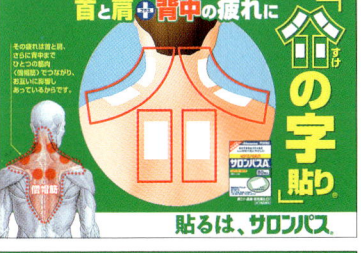

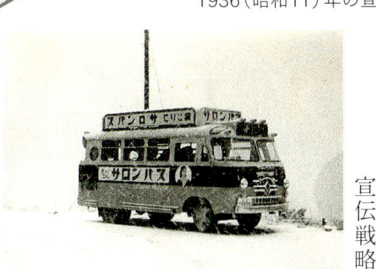

1953（昭和28）年の京都での宣伝風景

「介の字貼り」の店頭用説明ボード

"実宣"活動から始まった巧みな宣伝戦略

サロンパスの特徴の一つが、巧みな宣伝戦略である。発売当初より重きが置かれていたのが、"実宣"という宣伝方法である。"実宣"は実物宣伝の略で、サンプル配布を通して、効能を実感してもらうという戦略。販売店ばかりでなく、銭湯を訪れて入浴客にもサロンパスを試してもらっていた。その後、街頭ポスターからはじまり、新聞、宣伝カー、ラジオ、テレビと時流に乗った宣伝戦略を展開していく。1960（昭和35）年には、当時のコマーシャルソングの第一人者三木鶏郎の作詞・作曲による「サロンパス」の歌が作成され、商品名は全国に浸透していくことになった。

消費者の視点に立った商品改良や新しい貼り方の提案も

1980年代に入ると、生活スタイルに合わせたターゲットを絞った宣伝戦略へと移っていく。スポーツブームに乗って筋肉痛を訴える10代の若者へは「エアーサロンパス」を。ビジネスウーマンが増えるなか、肩こりに悩む女性には「サロンパスハイ」と「サロンパス30」を訴求する。生活者の動向を踏まえ、商品のイメージを膨らませるという消費者視点での販売方法は定着し、生活シーンのなかでサロンパスは切っても切れない存在になったのである。また、消費者の不満点や要望に応えるため改良を積み重ねることはもちろん、現在では「介の字貼り」などの新しい貼り方を提案し、消費者のQOLの向上に努めている。

45　● 第1章 家庭薬ロングセラー物語

スキンケア

シッカロール
和光堂株式会社

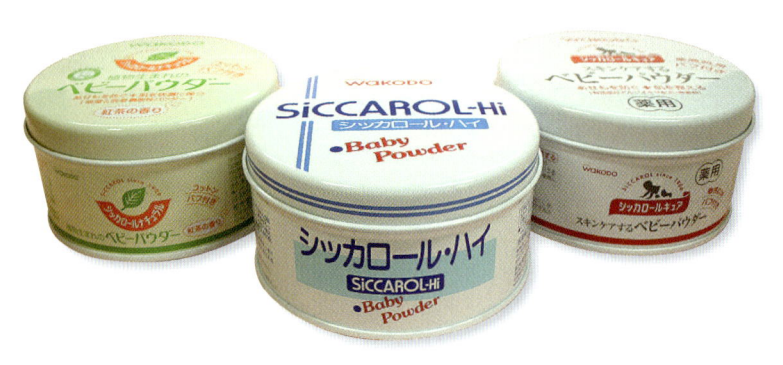

赤ちゃんの保健衛生のため質の良さを貫いてきたベビーパウダーのパイオニア

商品名	シッカロール・ハイ（医薬部外品）
発売開始年	1906（明治39）年
商品構成	缶160g・紙箱170g
効能・効果	あせも、おむつかぶれ、ただれ、股ずれ
用法・用量	肌を清潔にして、水気をタオル等でふき取ってから、少量のパウダーを手の平またパフに取り、軽くおさえるようにして優しく肌にのばす
成分・分量	有効成分：クロルヒドロキシAl その他の成分：タルク、コーンスターチ、香料

子どもたちの健康を願い、開発に着手

広辞苑にもその名が掲載されているほど、ベビーパウダーの代名詞となっているシッカロール。誕生したのは100年以上前、1906（明治39）年のこと。
このころ、乳幼児死亡率は千人当たり150～160人と非常に高かった。これを憂いた弘田長博士は、東京帝国大学（現在の東京大学）に初めて小児科を創設するなど、乳幼児の健康増進に尽力する。さらに、最先端だったドイツの製品を輸入し、予防医学的な啓発をするため和光堂薬局を開いた。そこで最初に開発されたのがシッカロールだった。

夏の風物詩的存在になるとともに、品質への信頼性も確立

天瓜粉、牡蠣粉、葛粉など従来の庶民の知恵としてのあせも取りに比べ、亜華（酸化亜鉛）、タルク（鉱物の一種）、でんぷんを配合した当時のシッカロールは、汗を吸収するサラサラした使用感と品質の良さが好評で各家庭に普及していく。風呂上りの子どもや孫の肌に塗られ、

46

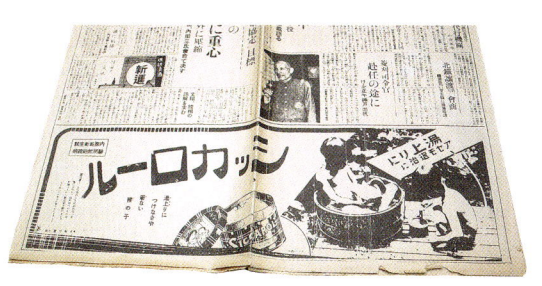

1933(昭和8)年の毎日新聞に掲載された
シッカロールの宣伝広告

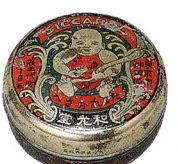

初代シッカロール　　明治の丸髷時代

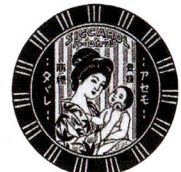

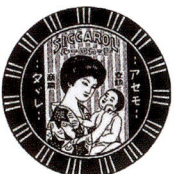

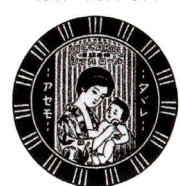

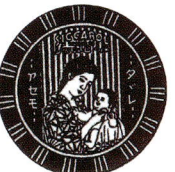

大正の束髪時代　　昭和の束髪時代

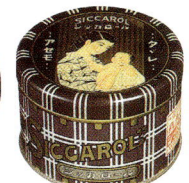

戦前の洋髪時代　　1951(昭和26)年

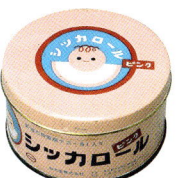

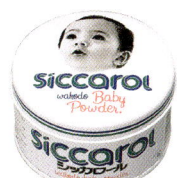

1959(昭和34)年　1976(昭和51)年
パッケージの変遷

乳幼児愛護週間
ポスターにシッカロールも掲載

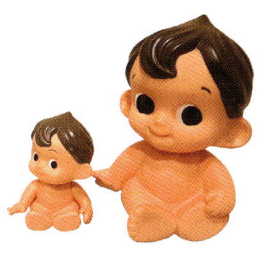

和光堂のキャラクターグッズ

夏の風物詩的な存在となっていった。昭和の初めは粉おしろいによる鉛中毒問題があり、無鉛証明を缶に記載して安全性をアピール。また戦後、殺菌剤（ペニシリン）入りベビーパウダーの登場で、「シッカロールにも」という声が高まったが、安全性に配慮した結果、添加を見

● 容器の意匠からうかがえる
　当時の風俗

容器の変遷も興味深い。1950年代後半に缶の上面の図柄が赤ちゃんの顔に変わるまでは、母親が赤ちゃんにシッカロールを塗るポーズが続く。よく見ると、母親の髪型が、丸まげや束ね髪、パーマネントと時代によって細やかに変化している。

容器が変化していくとともに、配合成分も変わっていく。今はお客様のニーズに応じて、薬用タイプや植物生まれのコーンスターチタイプの商品も揃えている。

時代に合わせた対応をしつつも、物づくりの精神と郷愁をそそる香りは昔のままだ。それは商品に宿る母の子への思いと、どこか共通している。

合わせる。この決断もシッカロールの品質への信頼度を高めていった。

47 ● 第1章 家庭薬ロングセラー物語

口腔内用薬

歯痛剤 新今治水（しんこんじすい）
丹平製薬株式会社

"いまなをる歯薬" 今治水は今なお生活者の心強い味方

商品名	新今治水（しんこんじすい）（第2類医薬品）
発売開始年	1898（明治31）年
効能・効果	歯痛（むし歯、浮歯、歯の根の痛み）を鎮める
用法・用量	薬剤をしみ込ませた綿球をむし歯の穴に押し込む

成分・分量	
チョウジ油	0.3g
フェノール	5.0g
dl-カンフル	10.0g
ケイヒ油	2.5g
l-メントール	0.1g
ジフェンヒドラミン塩酸塩	2.0g
ジブカイン塩酸塩	0.1g
塩酸パラブチルアミノ安息香酸ゼエチルアミノエチル	0.03g
サンシシチンキ	15.07g

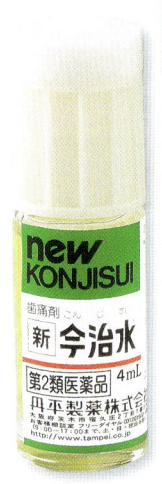

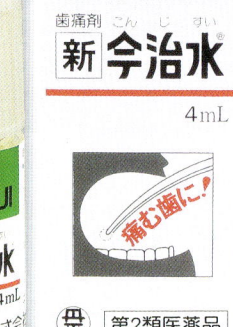

● 創業者の森平兵衛が長川小山堂の今治水に着目

歯が痛い時の苦しみは切実で、少しでも早く痛みから解放されたいと願うものだ。今治水は歯痛への思いを汲み取り、"今すぐに治る"という意味を込めてネーミング。発売当初の商品広告や看板には、"いまなをる歯薬"の文言をキャッチフレーズに使用していた。

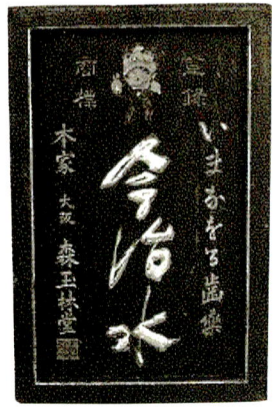

今治水が丹平製薬の商品として発売されたのは1898（明治31）年。もとは長川小山堂の製剤だった今治水に、丹平製薬の創業者の森平兵衛が着目し、共同広告などを通して拡販に鋭意努力した結果、製剤者の依頼により今治水が譲渡され、現在に至っているのだ。

発売当時の看板には「いまなをる歯薬」の文言

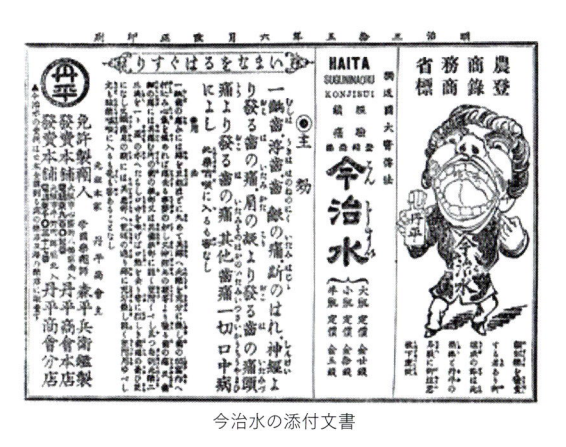

今治水の添付文書

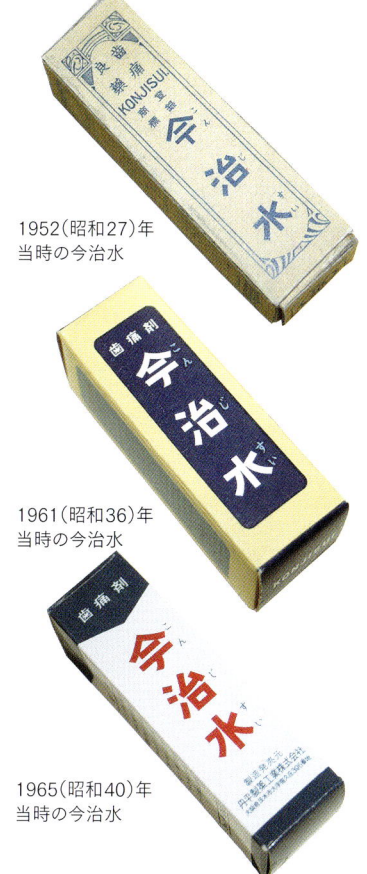

1952（昭和27）年
当時の今治水

1961（昭和36）年
当時の今治水

1965（昭和40）年
当時の今治水

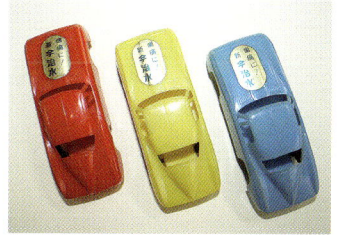

子どもに人気だったミニカーの販促物

ガラス瓶包装の代表的な薬瓶

今治水が発売された明治31年頃は、洋薬の渡来とともに伝わったガラス瓶包装が医薬品に繁用されるようになった時期で、その代表的なものが今治水の薬瓶であったと伝えられている。

薬瓶の容器は時代とともに変化してきたが、今治水の使用方法は発売当初からほとんど変わっていない。薬剤をしみ込ませた綿球をむし歯の穴に直接押し込むシンプルな方法だ。むし歯に直接作用するため、小児から高齢者、妊婦まで安心して使用できることが特長になっている。

半世紀の間
ほとんど変わらぬ処方

今治水の処方は、龍脳、チョウジ油、甘硝、石精、阿仙薬チンキ、エーテル精などを主薬とし、発売当初から半世紀、ほとんど処方変更されることはなかった。当時の処方がいかに優れていたかの裏付けと言えよう。その後、大阪歯科大学薬局長の外海啓一教授の指導のもと、使用時の刺激感を押さえた新処方を開発。1968（昭和43）年、ネーミングを新今治水に改め、新たな出発を遂げることとなる。発売から1世紀以上の時が流れ"いまなをる歯薬"は今なお生活者の心強い味方である。

第1章 家庭薬ロングセラー物語

口中清涼剤

仁丹
森下仁丹株式会社

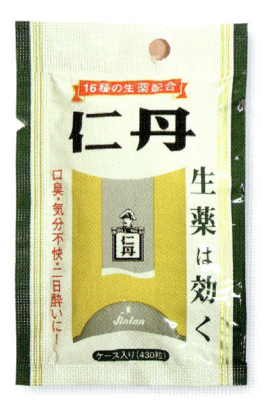

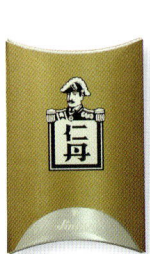

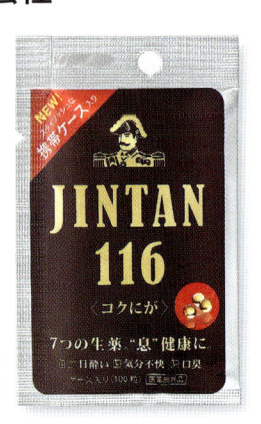

斬新でユニークな広告宣伝とともに「健康な息づくり」を生活シーンに

商品名	仁丹（医薬部外品）
発売開始年	1905（明治38）年
商品構成	仁丹バラエティケース：430粒、仁丹つめかえ：1080粒、仁丹メタルケース：720粒、仁丹瓶入：3,250粒、JINTAN116（100粒）

銀粒仁丹の商品概要

適応症	気分不快、口臭、二日酔い、胸つかえ、悪心嘔吐、溜飲、めまい、暑気あたり、乗物酔い
用法・用量	大人1回10粒、1日10回まで適宜服用
有効成分	阿仙薬、甘草、カンゾウ粗エクス末、桂皮、ニッケイ、丁字、益智、縮砂、木香、生姜、茴香、l-メントール、桂皮油、丁字油

※JINTAN116の適応症、用法・用量、有効成分は上記と異なります

台湾での経験から仁丹のアイデアを発想

口に含めば爽やかさがパッと広がり、ポケットの必需品として身近な存在である仁丹。仁丹が発売されたのは、創業者・森下博が、森下仁丹の前身である「森下南陽堂」を設立してから12年後の1905（明治38）年である。発明のきっかけとなったのは、1895（明治28）年、博が台湾に出兵した時に見た、現地の人々が生薬の粒を口に運ぶ姿。聞けば、万病に効果があり、飲みやすく、携帯にも保存にも便利だという。博は日本人にもこの良薬を伝えたいという思いを抱き帰国。思いはついに実を結び、アイデアを得てから10年、総合保健薬「仁丹」が誕生するのだ。

大礼服マークの由来は外交官？

仁丹という商品名には、「アイデアを

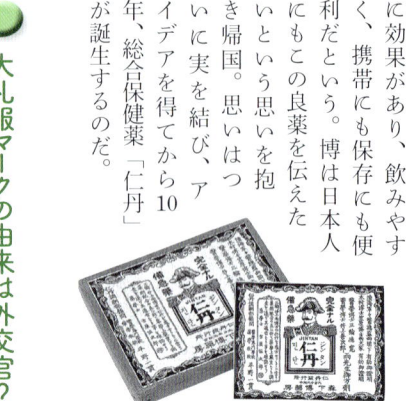

創売当時のパッケージ

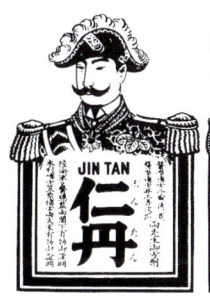

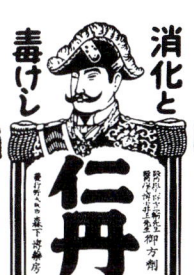

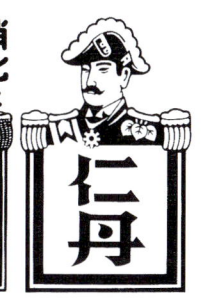

明治38年、大正5年、現在の商標

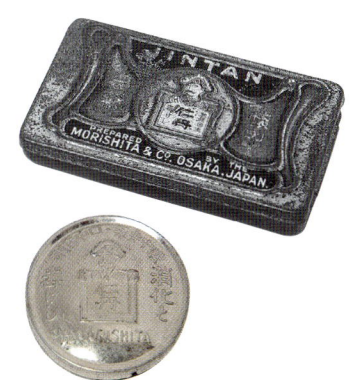

創売当時の1粒出しケース

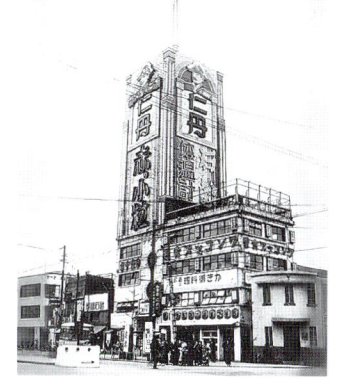

浅草の大広告塔

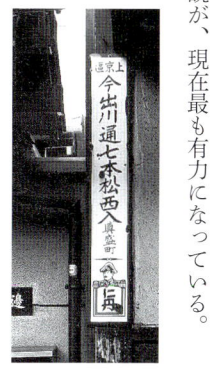

町名看板

戦後初の新聞広告

新たな挑戦として新仁丹「JINTAN116」が誕生

もらった中国に、せめて名前だけでも恩返ししたい」という博の気持ちが込められている。中国で文字の王様と称される「仁」に、不老不死の薬という意味もある「丹」を組み合わせてネーミングしたのだ。発売当初から仁丹のトレードマークとなっている「大礼服マーク」の由来については、さまざまな説がある。ドイツの宰相ビスマルク説、伊藤博文の長男の文吉説などもあるが、世界の人々に健康や保健を運ぶ姿をイメージ化した外交官説が、現在最も有力になっている。

仁丹は、博が掲げた「広告による薫化益世を使命とする」という考えのもと、発売当初から広告宣伝を積極的に展開し、斬新でユニークなアイデアを取り入れてきた。薬店に設置する屋根看板や京都市内に今でも残る町名看板などもその一例だ。宣伝効果もあり、仁丹は発売わずか2年で売薬の中での売上高第1位に躍り出ることとなる。その後も、浅草の大広告塔、渋谷の17階建ての光る広告塔ビルなど、新たな広告戦略を打ち出し、話題に事欠くことはなかった。現在においても、カプセルタイプの新仁丹「JINTAN116」を誕生させるなど、新たなチャレンジは継続中である。

胃腸薬

正露丸

大幸薬品株式会社

あるとなぜだかホッとする家庭の薬箱には欠かせない常備薬

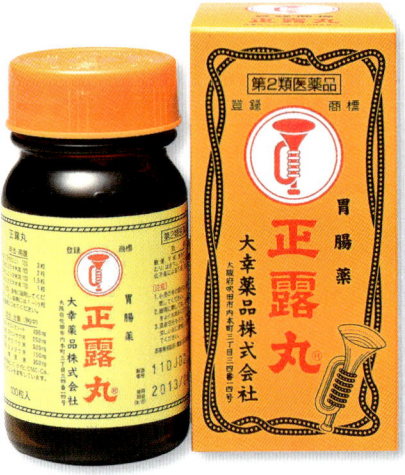

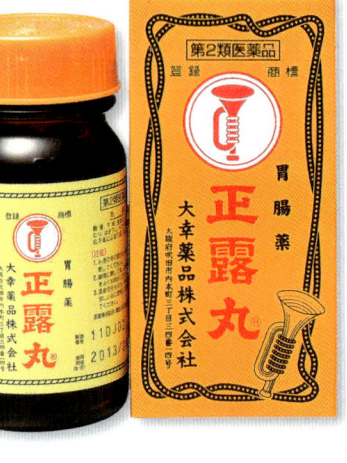

商品名	正露丸（第2類医薬品）
発売開始年	1902（明治35）年
商品構成	30粒、50粒、100粒、200粒、400粒
効能・効果	軟便、下痢、食あたり、はき下し、水あたり、くだり腹、消化不良による下痢、むし歯痛
用法・用量	次の量を食後（なるべく30分以内）に必ず水またはお湯と一緒に服用する 成人（15歳以上） 　　　　1回3粒　1日3回 11歳以上15歳未満 　　　　1回2粒　1日3回 8歳以上11歳未満 　　　　1回1.5粒　1日3回 5歳以上8歳未満 　　　　1回1粒　1日3回 5歳未満　　服用しない
成分・分量	9粒（成人の1日最大服用量）中 日局木クレオソート　　400mg 日局アセンヤク末　　　200mg 日局オウバク末　　　　300mg 日局カンゾウ末　　　　150mg 陳皮末　　　　　　　　300mg

"ここぞ"という時の常備薬の定番として親しまれている正露丸。正露丸が発売されたのは日露戦争開戦2年前の1902（明治35）年である。当時、日本の軍隊にとって深刻な問題になっていたのが、出征兵士の病死の多さである。衛生状態の悪さから病死する者の割合が高かったのだ。病死者を少しでも減らすために、日露戦争中に大陸に進駐した陸軍は、胃腸薬として正露丸を服用した。発売当初の商品名は、露国（ロシア）を征伐することと、将兵の士気高揚の意味を合わせて「忠勇征露丸」と命名された。

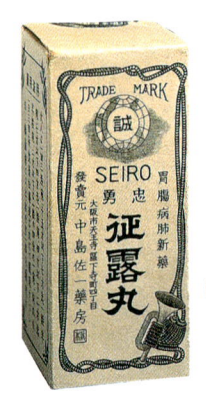

露国を征伐するという意味を含め「忠勇征露丸」と命名

昭和初期の忠勇征露丸

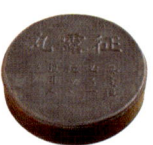

明治時代のパッケージ

52

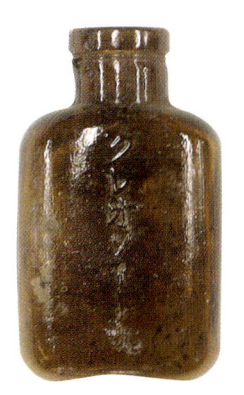

クレオソート丸

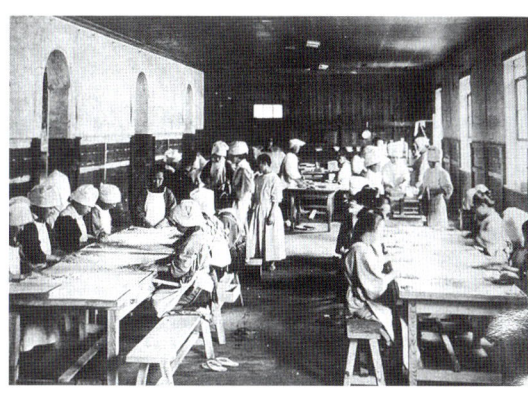

日露戦争時の陸軍衛生材料廠の正露丸工場と伝えられている

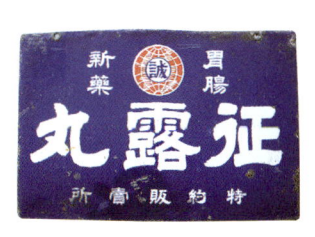

征露丸の宣伝看板

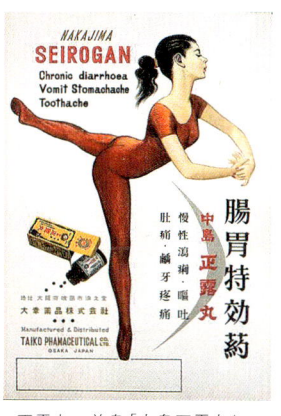

正露丸の前身「中島正露丸」のポスター（海外向け）

● 主成分は独特なにおいを醸し出す木クレオソート

「忠勇征露丸」は、時代の移り変わりとともに、1946（昭和21）年に「中島正露丸」、1954（昭和29）年に現在の名称である「正露丸」へと変化を遂げる。一方、発売以来100年以上の間、ほとんど変化せずに現在に至っているのが有効成分である。主成分として用いられているのが、木クレオソートだ。木クレオソートは木のエッセンスで、正露丸の特徴となっている独特のにおいを醸し出し、このにおいを嗅ぐと「なんだか効きそう」と思う人も多いはず。もちろん心理的な作用だけでなく、木クレオソートの有効性と安全性は、科学的に実証されている。

● 日本の正露丸から、世界の正露丸へ

正露丸が全国区の医薬品として、認知度を高めていった要因の一つが音と連動させた巧みな広告宣伝である。「パッパカパッパ、パッパカパッパ、パーパパッパパー♪」のラッパのマーチが流れると、「ラッパのマーク」というフレーズとともに正露丸が自然に結びつき、なぜだか親しみを感じてしまう。

正露丸に親近感を抱いているのは、日本人だけではない。1954（昭和29）年に、東南アジアに輸出を開始以降、海外の販路は、アメリカ、カナダ、中国などに拡大。日本の正露丸から、世界の正露丸に向けて、挑戦を続けている。

点眼薬

大学目薬
参天製薬株式会社

信頼感に満ちた重厚なネーミング　目を100年以上守り続けた"大学目薬"

目の疲れ・眼病予防に
大学目薬
第2類医薬品

Daigaku eye drops
Active Ingredients:
Zinc sulfate hydrate
Naphazoline hydrochloride
Chlorpheniramine maleate
ε-Aminocaproic acid

http://hitomi-sukoyaka.co

商品名	大学目薬（第2類医薬品）
発売開始年	1897（明治30）年
商品構成	15mL
効能・効果	目の疲れ、眼病予防（水泳のあと、ほこりや汗が目に入った時など）、結膜充血、目のかゆみ、紫外線そのほかの光線による眼炎（雪目など）、目のかすみ（目やにの多いときなど）、眼瞼炎（まぶたのただれ）、ハードコンタクトレンズを装着しているときの不快感
用法・用量	1回2〜3滴、1日5〜6点眼。
成分・分量	硫酸亜鉛　　　　　　　　　　0.1% マイレン酸クロルフェニラミン　0.01% 塩酸ナファゾリン　　　　　　0.002% イプシロン-アミノカプロン酸　1.0%

●トレードマークはドイツ学者の似顔絵

"大学目薬"という重厚なネーミングは、一度聞いたら頭から離れないインパクトを持っている。大学目薬が発売されたのは、1897（明治30）年。初代社長である三田忠幸が帝国大学（現東京大学）付属病院に目薬の試作を依頼し、発売へと結びつけた。商品のネーミングは、帝国大学の"大学"を採用し、信頼感が直接伝わるように"大学目薬"と命名。パッケージには、大学目薬のイメージの象徴として、開発に関与したドイツから招聘された学者の似顔絵を使用したと言われている。

●"点眼容器の革命"と呼ばれた斬新な発想

大学目薬は、容器の開発とともに歴史を刻んできた。発売当初は、付属しているガラス管によりスポイトして点眼を行っていた。1932（昭和7）年には、ガラス製容器の革命ともいうべき両口ガラス瓶が登場。この容器は両口にゴム帽が取り付けられ、一方が点眼口、他方が

54

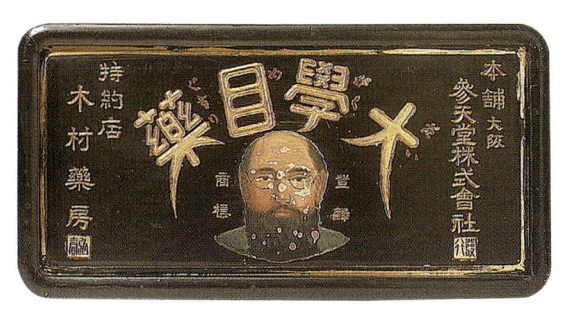

大学目薬の店舗看板　　　　　　　　　発売当初の大学目薬

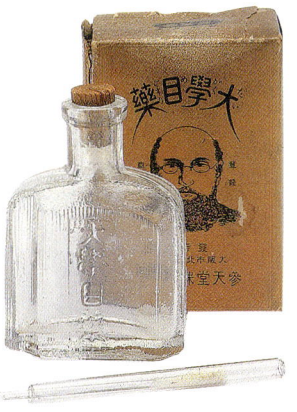

● 巧みなイメージ戦略と商品力の高さ

「世に進むのに従ふて目薬にもこんな立派な物が出来ました」

指押し部分という形態だ。その後、指押し部分は閉ざされ、軽くたたいて滴下する「一口タタキ」点眼瓶へと移行する。1962（昭和37）年には、軽くて割れにくく、点眼しやすいプラスチック点眼容器を開発。当時爆発的な人気を博し"点眼容器の革命"と言われた。

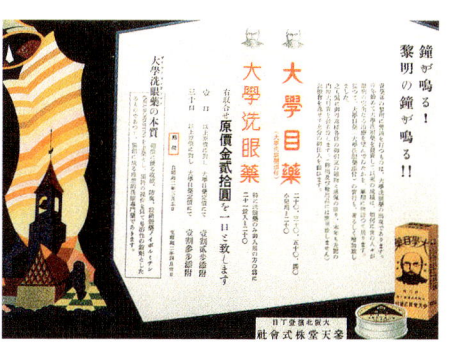

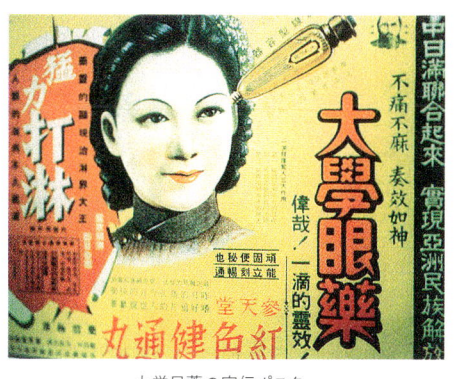

大学目薬の宣伝ポスター

これは1899（明治32）年8月に東京朝日新聞に掲載した広告の一節。商品に対する確固たる自信が見て取れる。発売当時の大学目薬の価格は小瓶で10銭。当時一杯のかけそばの平均価格が1銭50厘との記録からみて、いかに高価な薬だったかが分かる。一般庶民にとって手に届きづらい価格だったにもかかわらず、発売当初から一気に売り上げと知名度を伸ばしていった背景には、イメージ戦略の巧みさに加え、品質の高さがあったことは言うまでもない。

55　●　第1章 家庭薬ロングセラー物語

外用消炎鎮痛薬

トクホン

株式会社トクホン

1500回もの試作から生まれた貼付薬

商品名	トクホン（第3類医薬品）
発売開始年	1933（昭和8）年
商品構成	40枚入、80枚入、140枚入、240枚入、中判（40枚入）、大判（24枚入）
効能・効果	肩こり、腰痛、筋肉痛、筋肉疲労、関節痛、打撲、捻挫、骨折痛、しもやけ
用法・用量	薬剤面をおおったはく離紙をはがし、1日数回患部に貼付する
成分・分量	膏体100g（0.54㎡）中 ℓ－メントール　　　6.5g dℓ－カンフル　　　1.1g サリチル酸メチル　　7.3g ビタミンE酢酸エステル 　　　　　　　　　1.35g グリチルレチン酸　0.18g ※トクホンは長年の間研究を重ね基剤、成分、形状などの改良を行い、2004年に処方変更を行い、今のパッケージのトクホンになっています。

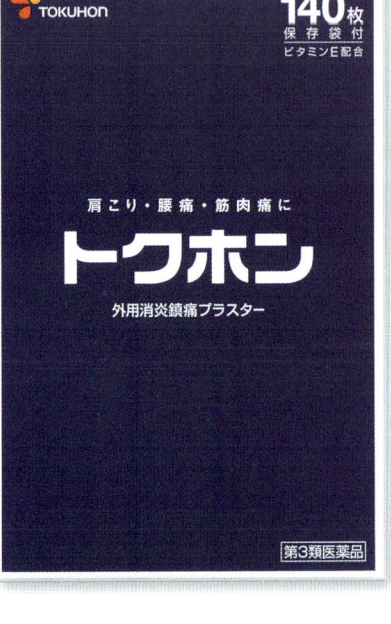

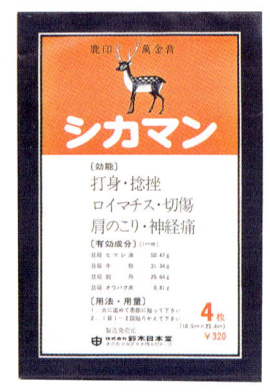

● 1日1回、約1500回の試作で完成

貼り薬でおなじみのトクホンは、株式会社トクホンの前身である鈴木日本堂から1933（昭和8）年に発売された商品。当時、鈴木日本堂の主力商品だった「シカマン」（貼付薬萬金膏）は、患部に貼りつける際に火でサッとあぶって使用するという、手間のかかる薬のため、"改良"の余地があった。

新しい薬の開発を思い描いていた創業者の鈴木由太郎は、「天来（てんらい）」という膏薬を参考に、当時日本の特産品だった"ハッカ"を配合するなどして、1日1回、約1500回もの試作を繰り返し、ついに日本初の量産できる消炎鎮痛貼付薬を完成させたのである。

シカマン

56

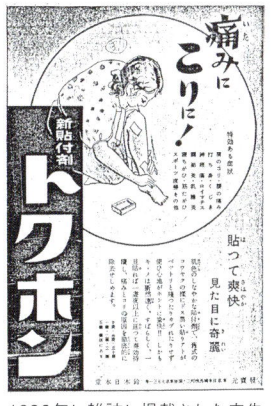

1936年に雑誌に掲載された広告

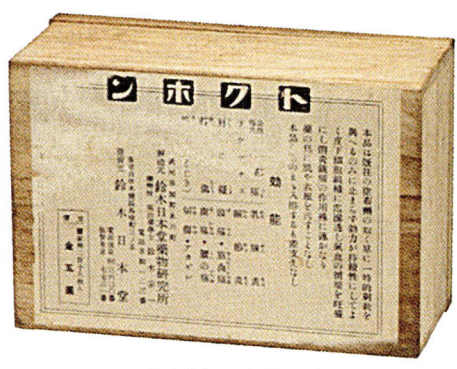

発売当初のパッケージ

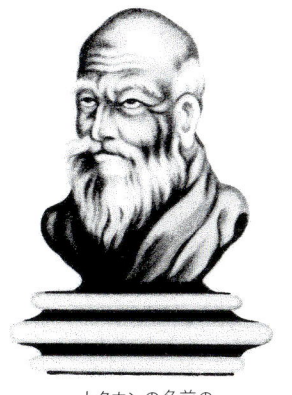

「甲斐の医聖」にちなんでつけられたトクホン

トクホンは、室町時代後期から江戸時代初期に「甲斐の医聖」として名をはせた永田徳本という医者の名にちなんでつけられた。徳本は武田信玄の侍医であったが、武田家が滅びると、庶民のけがや病気を治療するなどの医療活動を行っていた。徳本はどんな治療をしても十八文という安価な治療代しか受け取らなかったといわれている。由太郎は、徳本の医療に対する考え方や精神に感動したと同時に、弾むような語感、「トク」という言葉が人々に恩恵を与える"徳、痛みを"解く"に結びつくと考え、商品名をトクホンとしたのであった。

トクホンの名前の由来である「医聖」永田徳本

新しいマーケティングとたゆまぬ製品改良

戦後、マスメディアの発展をいち早く捉え、民放ラジオでの番組提供、民放テレビでの日本初の生コマーシャル放映に取り組み、人形の肩や腰にトクホンを貼るといったユニークな手法によって知名度を高め、人々に親しまれる商品になったのである。

商品そのものも、大判と中判を追加。処方も有効成分を増量し、また皮膚の炎症を抑えるため、新たにグリチルレチン酸を配合している。形状面では四隅を丸くしてはがれにくくし、膏体には特殊合成ゴムを使用して切り口のベタつき感を低減する等、発売から75年以上が経っても常に「進化」を続けている。

テレビコマーシャルで使われた人形

57　第1章　家庭薬ロングセラー物語

外傷用軟膏

トフメルA

三宝製薬株式会社

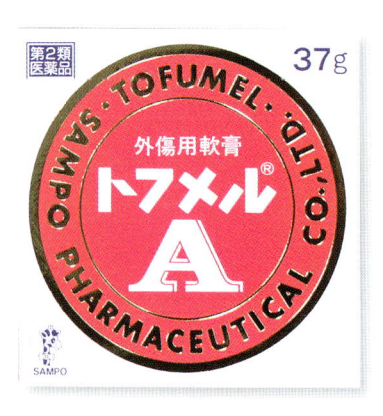

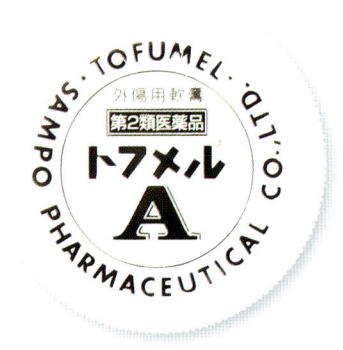

古代ギリシャ時代に愛用されていたラノリンが配合された外傷用軟膏

商品名	トフメルA（第2類医薬品）
発売開始年	1929（昭和4）年
商品構成	37g、15g（チューブタイプ）
効能・効果	皮膚の殺菌・消毒、やけど、すりきず、きりきず、刺傷、ひび、あかぎれ、しもやけ
用法・用量	1日1～2回、適量を患部に塗布または塗擦する

成分・分量	100g中	
	酸化亜鉛	8g
	dl-カンフル	0.5g
	クロルヘキシジン塩酸塩	0.2g
	精製ラノリン	20g
	添加物としてラノリン、ワセリン、グリセリン、ミツロウ、アルコール、三二酸化鉄を含有	

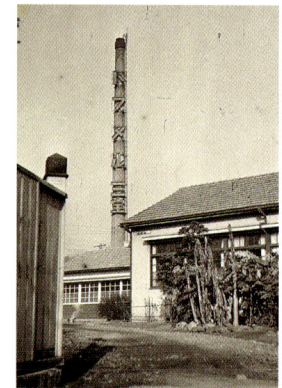

昭和30年ごろ工場にあったトフメル煙突

初めは浴場で販売されていたトフメルA

ピンク色の軟膏といえば、愛用している人にとってはなじみ深いトフメルA。トフメルAは三宝製薬株式会社を1932（昭和7）年に創業した渡邊久吉の兄（医師）が開発したものを、久吉が家庭の常備薬として売り出したのが始まりだ。初めは兄に反対されていたが、説得の末、売薬許可をとり、「トフメル」の「トフ」「melt：メルト（固体が熱で溶ける）」の「メル」から「トフメル」と名付けて販売した。

最初は、浴場ならば、皮膚病や切傷が目につくと考え、浴場で販売していたが、売り上げは思ったように伸びていかず、久吉は何とかして薬局へ進出したいと考えていた。

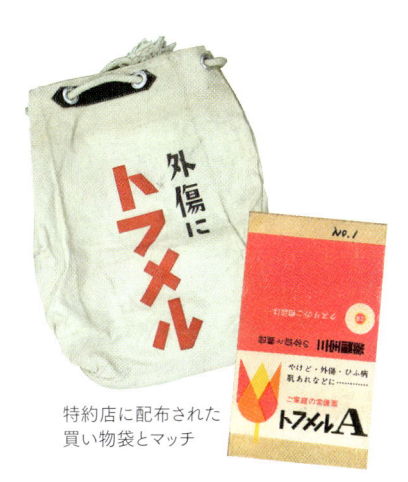

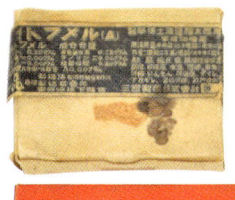

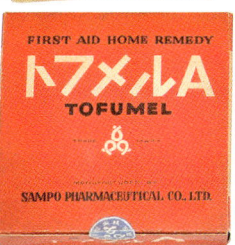

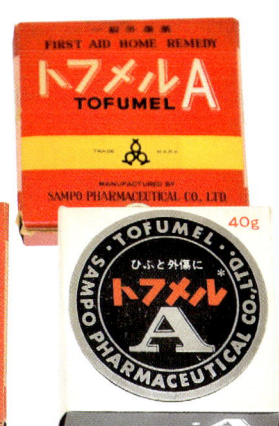

特約店に配布された
買い物袋とマッチ

パッケージの変遷

特約店方式で販路を拡大

手始めに薬店でトフメルAの良さと扱うことのメリットを説明し、販路を開拓。評判が良かったため、その後、薬局でも販売されることになったのだが、「乱売」が横行し、その対策として、特約店方式（近くの薬局には置かない。定価販売の厳守等の約束）をとり、それが次々に信用を呼んで売り上げは伸びていった。この方式は「三宝チェーン」とし

昭和30年ごろの三宝チェーン。トフメルの看板が見える（左）。
他の薬局の店舗内にはトフメルの広告が！（右）

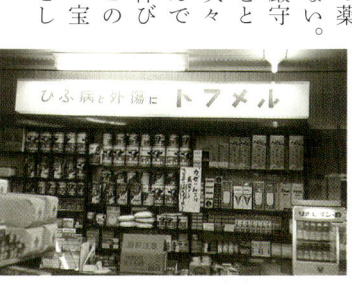

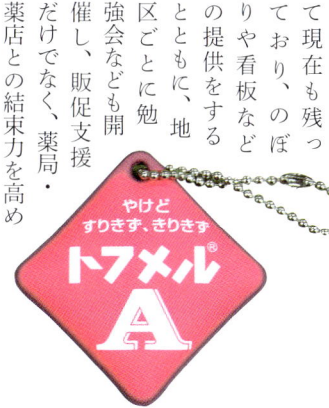

て現在も残っており、のぼりや看板などの提供をするとともに、地区ごとに勉強会なども開催し、販促支援だけでなく、薬局・薬店との結束力を高めている。この薬局・薬店を大切にする創業者の思いが現在も受け継がれていることが、生活者に長く愛されている秘訣だ。

トフメルAの秘密はラノリン

トフメルAにはラノリンという成分が含有されている。これは、羊が皮膚と毛を守るために分泌される皮脂で、人の皮脂に近い組成でできている。ラノリンは皮膚への浸透性、柔軟性に優れ、古代ギリシャ時代には、すでに薬として用いられていた。このラノリンがトフメルAの効き目に関与していると考えられている。

携帯用のストラップ（クリーナー）

59　●　第1章　家庭薬ロングセラー物語

トローチ・ドロップ

南天のど飴
常盤薬品工業株式会社

江戸時代から鎮咳効果で知られる南天を使った医薬品のど飴の代表選手

商品名	南天のど飴（第3類医薬品）
発売開始年	1968（昭和43）年
商品構成	南天のど飴 　缶タイプ：60錠 　スティック包装タイプ：24錠 南天のど飴 クール 　缶タイプ：33錠 　スティック包装タイプ：18錠
効能・効果	せき、のどの炎症による声がれ・のどのあれ・のどの不快感・のどの痛み・のどのはれ
用法・用量	1日3回、食間に服用。1回量を1錠ずつ口中に含み、かまずにゆっくり溶かす。なお、1回分を服用後は2時間以上の間隔をおいて服用 　成人（15才以上）　　1回3錠 　8歳以上15歳未満　　1回2錠 　5歳以上8歳未満　　　1回1錠
成分・分量	南天実乾燥エキス……500mg（1日量） 添加物として、黒砂糖、白糖、水アメ、l-メントール、アラビアゴム、カラメル、サラシミツロウ、タルク、カルナウバロウ、赤色3号、青色1号、黄色5号、香料を含有

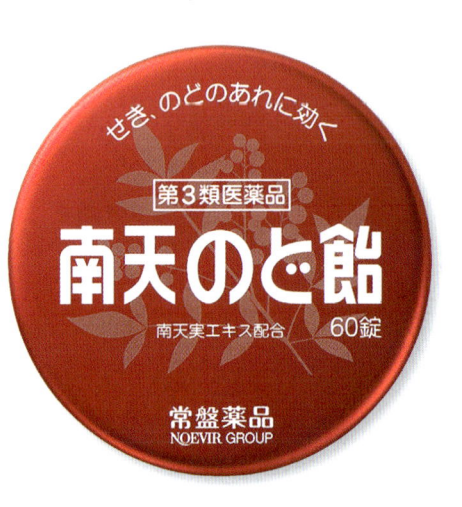

食品のど飴の先駆け

「南天のど飴～♪」のフレーズでおなじみの南天のど飴が誕生したのは1968（昭和43）年。当時は「南天喉飴」と称し、南天実を主成分とした食品ののど飴であった。南天は生薬にも用いられる植物。この果実を乾燥させたものを南天実と呼び、せき止めの効果があるとされてきた。

1985（昭和60）年、当時年間200万個以上の販売実績があったことや健康被害がなかったこと、南天の成分や薬効も考慮され、医薬品としての承認を受けた。翌年よりパッケージ・ロゴデザインをリニューアルして医薬品のど飴として発売開始。「南天のど飴」となる。

医薬品でありながらおいしいのど飴へ

1980年代後半から、スーパーやコンビニに並ぶ食品ののど飴が登場し、種類も味も増えていった。「南天のど飴」は、医薬品としての信頼性を高めつつ、20代、30代の若い層からの「おいしいのど

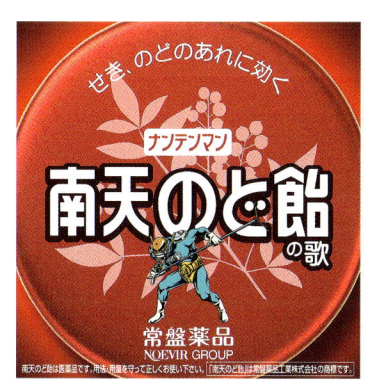

南天のど飴の歌を作成し、若者の話題に

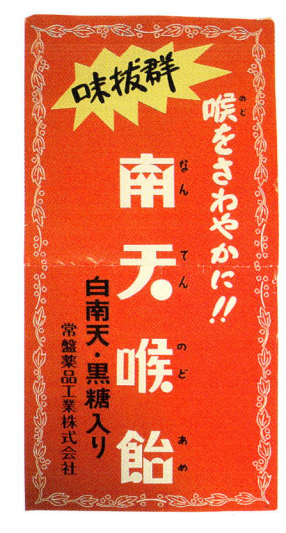

発売当初の南天のど飴のポスター

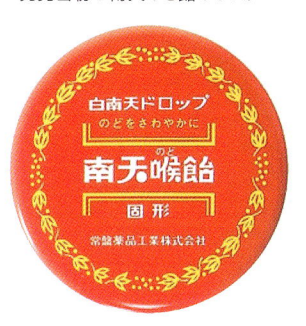

1968年当時の南天のど飴

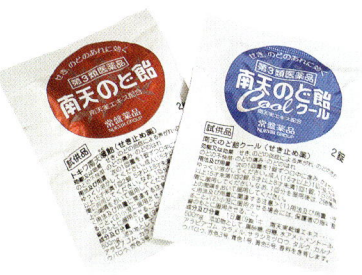

南天のど飴の試供品

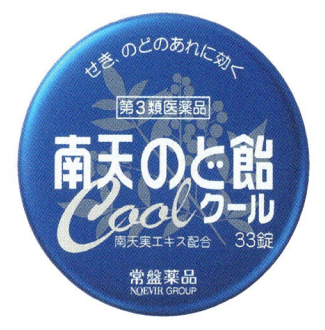

2006年に発売した「南天のど飴クール」

飴を」との声に応え、味を改良していく。発売当初のレシピはそのままに、味のベースとなる黒糖にこだわった。黒糖の産地をコクとまろやかさに秀でた沖縄の波照間島、多良間島などに絞り込み、医薬品としての品質は保ちながら、若年層にも受け入れられる商品へとリニューアルを果たした。

若い層への積極的アピールで新たなファンを獲得

大学との共同研究により南天実エキスに高い気管収縮抑制作用（せき止め効果）があることを立証。医薬品としての高い信頼性と安全性を確保しながら、近年は若い層の取り込みにも力を入れてきた。若者の嗜好を何度もリサーチ・研究し、発売から39年目にして初の追加商品「南天のど飴クール」を2006（平成18）年に発売。おなじみのCMサウンドを活かしたプロモーションも同年に開始した。以降、替え歌も次々と発表。人気の裏には、話題作りを欠かさない努力があったのだ。

61　●　第1章　家庭薬ロングセラー物語

解熱鎮痛剤

ノーシン
株式会社アラクス

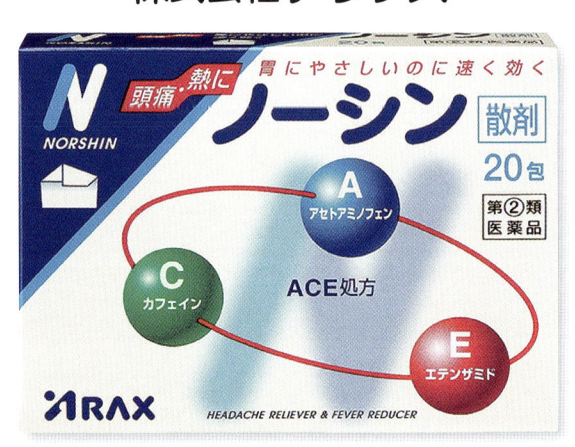

痛みを鎮め、不快な症状を和らげたい ノーシンの精神は90年以上変わらぬまま

商品名	ノーシン（第②類医薬品）
発売開始年	1918（大正7）年
商品構成	8包、20包、40包、80包、100包
効能・効果	頭痛、歯痛、月経痛（生理痛）、神経痛、関節痛、腰痛、肩こり痛、咽喉痛、耳痛、抜歯後の疼痛、筋肉痛、打撲痛、ねんざ痛、骨折痛、外傷痛の鎮痛 悪寒、発熱時の解熱
用法・用量	大人（15歳以上）1回1包を1日3回を限度とし、なるべく空腹時を避けて服用する。服用間隔は4時間以上おく。15歳未満の小児は服用しない
成分・分量	1包（690mg）中：アセトアミノフェン 300mg、エテンザミド 120mg、カフェイン水和物 70mg

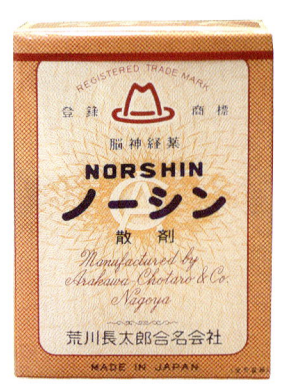

1955（昭和30）年 当時のパッケージ

「頭痛にノーシン」のフレーズとともに知名度アップ

「頭痛にノーシン」のフレーズとともに、ノーシンの商品名が記憶に刻まれている人も多いだろう。耳にすんなりとなじむノーシンの語源はどこに由来しているのだろうか。

命名については諸説あり、「脳が新しくなったようにスカッと頭痛が治る薬」という意味の「脳新」説や「脳神経の薬」を略した「脳神」説、中国の医薬の神様「神農」をひっくり返した「農神」説などがある。どれもいかにもありそうな説だが、現存する史料が残っていないため、残念ながら確かめる術を持たない。

62

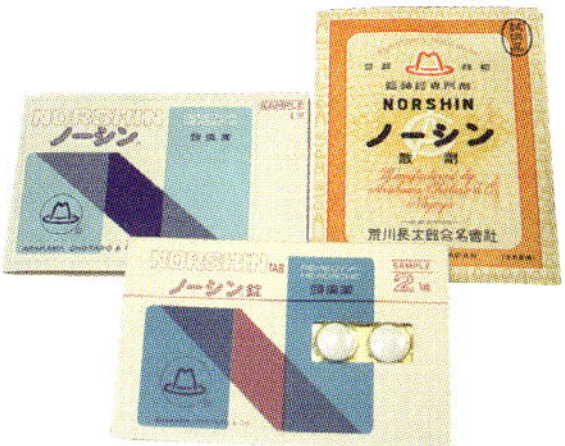

薬局や薬店で配布した
試供品

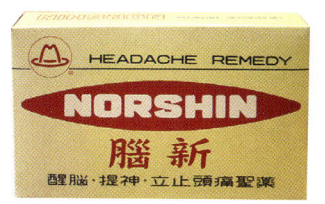

中国で販売した商品パッケージ

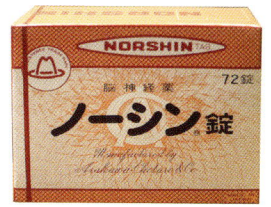

1969（昭和44）年当時のパッケージ

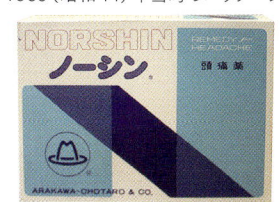

1971（昭和46）年当時のパッケージ

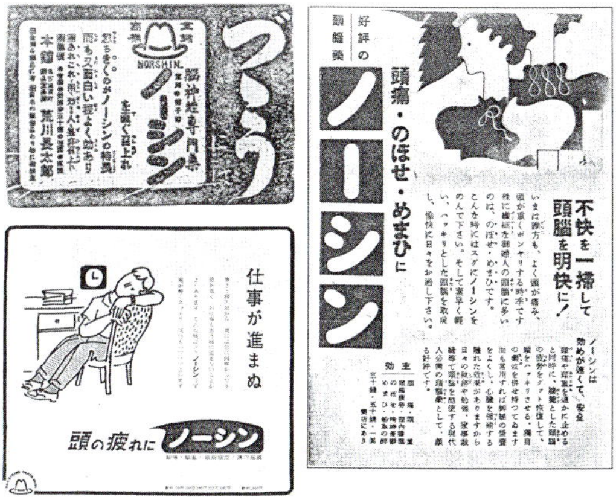

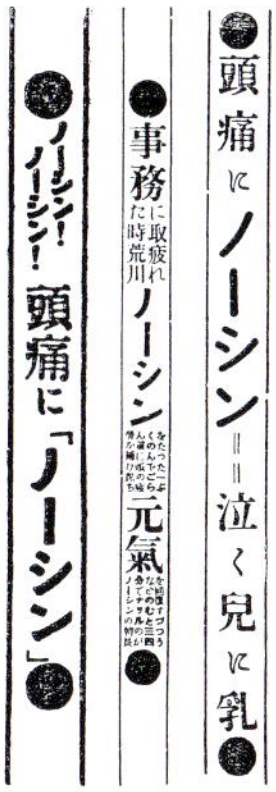

新聞に掲載されたノーシンの広告

新聞の小スペースに広告掲載

ユニークな手法で新聞広告を掲載

創業者である荒川長太郎がノーシンを発売したのは1918（大正7）年。長太郎は、1922（大正11）年に新愛知（現中日新聞）への新聞広告掲載を皮切りに、積極的な広告宣伝を行っていく。「ノーシン、ノーシン、づつうにノーシン」の謳い文句とともに、ノーシンの名は着実に普及していった。

新聞広告においては、ユニークな手法を活用する。新聞社の記事の書き込みの際に生ずる小スペースの余白に広告を掲載したのだ。スペースを取らないため、複数掲載することができ、他社との差別化にもつながった。

発売当時から変わらぬ薬包紙

ノーシンの処方は、発売当時はアミノピリンとカフェインを配合していたが、1971（昭和46）年、アセトアミノフェンを加えた新処方へと変更し、商品パッケージのデザインも一新した。処方やパッケージは時代に即した形へと改良を加えてきたが、発売当時から変わらないものがある。薬包紙という包装形態は、散剤を包む薬包紙だ。粉末状の散剤を服用しやすくするためにも、また、長期安定した状態に保つためにも最適だからだ。変わるものと、変わらざるもの。ノーシンには不易流行の精神が宿っている。

63　●　第1章　家庭薬ロングセラー物語

便秘薬

丸薬 七ふく
七ふく製薬株式会社

便秘快通の効能と評判は人から人へ
300年以上の歴史を持つ和漢薬

商品名	丸薬七ふく（がんやくひちふく）（第2類医薬品）
発売開始年	1690（元禄3）年ごろ
商品構成	920粒、1600粒、3200粒 18包入（一包15粒）
効能・効果	便秘 便秘に伴う次の症状の緩和：肌あれ、吹出物、食欲不振、のぼせ、頭重、腹部膨満、腸内異常発酵、痔
用法・用量	大人（15歳以上） 　　　　　　　　1回15〜30粒 11歳以上15歳未満 　　　　　　　　1回10〜20粒 7歳以上11歳未満 　　　　　　　　1回7〜15粒 5歳以上7歳未満 　　　　　　　　1回5〜10粒 ※1日2回朝夕の空腹時に服用 5歳未満　　　　服用しない
成分・分量	60粒中 　ダイオウ末　　　　1000mg 　アロエ末　　　　　 340mg 　ケンゴシ末　　　　 200mg 　オウレン末　　　　 100mg 　オウゴン末　　　　 200mg 　センキュウ末　　　 760mg 　サンキライ末　　　1000mg

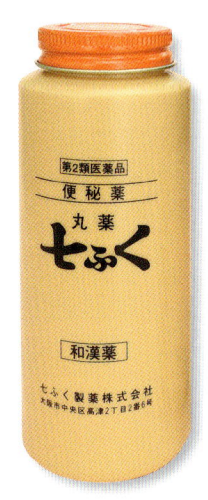

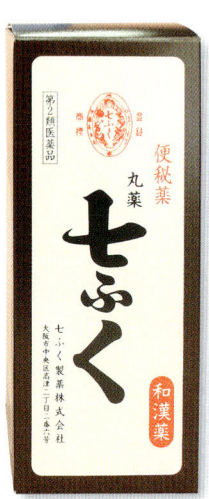

伊藤家の初代長兵衛が「ひゑくすり」を創製

商品名のほがらかな語感が安心感を抱かせる便秘薬・丸薬七ふく。七ふくの歴史を遡ると、まったく違う響きの商品名「ひゑくすり」へとたどり着く。「ひゑくすり」を創製したのは、大坂・道頓堀の高津に居を構えていた伊藤家の初代長兵衛。創業は1690（元禄3）年ごろとされ、長兵衛が懇意にしていた漢方医から製法が伝えられた。当時、「ひゑくすり」は排せつを促すことで、体毒を外に出す効能があるとされ、性病の患者も服用する薬だった。「ひゑ」の意味は「冷え症」を指すのではなく、難波言葉の古語で「淋病」を意味していたのだ。

高津詣での参拝者により評判は全国へ

長兵衛の店舗があった高津は、高津神

ひゑくすり時代の看板

七福神を図案化した商標

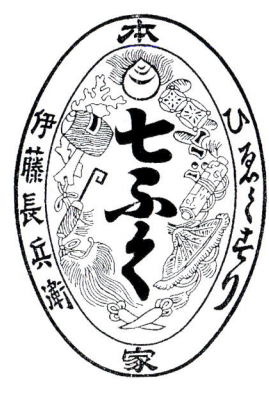

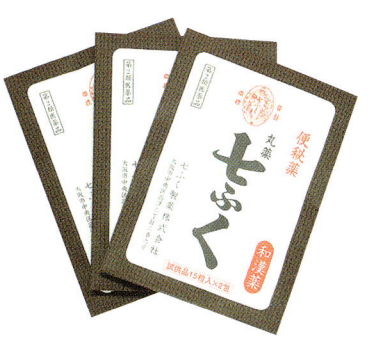

丸薬七ふくの試供品

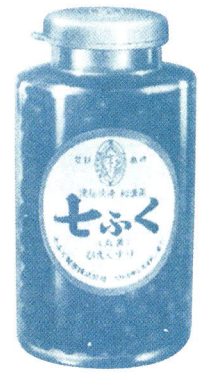

七ふくは縁起のいい薬として普及

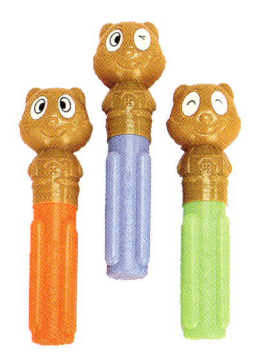

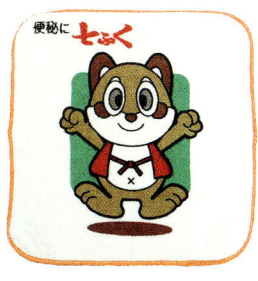

子どもに大人気のキャラクターグッズ

七ふく製薬のたぬきのキャラクター

七ふくは本来の語源からひとり歩き

「七ふく」の名の由来は、商品を購入する時に"一服分"ではなく"七服分"買っていく人が多かったことに起因する。だが、時がたつとともに、語源である"七服"の意味から転じて、"七福神"の連想から"七福"となり、縁起のいい薬というイメージが固定化していく。宣伝効果から考えてみても、"七福"の訴求力は強い。そこで、七福神が手に持つ、釣りざお、小づち、勾玉などを図案化して商標に採用することとなった。

300年以上の歴史を刻んだ「七ふく」は、創業以来ほとんど処方を変えぬまま、7つの生薬を配合した便秘薬として、今でも生活者の"健康"と"安心"を守り続けている。

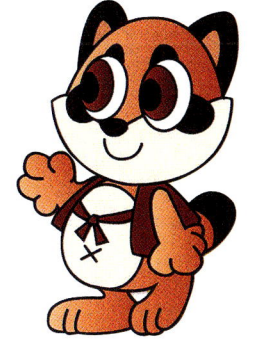

社の門前町として栄えていた。高津詣でに遠方から参拝する人々のなかには、「ひゑくすり」を土産として購入する人も多く、口コミにより認知度は一気に広がっていった。だが、万能薬としての評判が高まっていくと、「ひゑくすり」の名を付けた類似品が出回るようになってくる。明治時代初期、他の商品との違いを明確化するために「七ふく」の商標名をつけ、以後「七ふく・ひゑくすり」の名で販売することになった。

65 ● 第1章 家庭薬ロングセラー物語

小児五疳薬

樋屋奇應丸

樋屋製薬株式会社

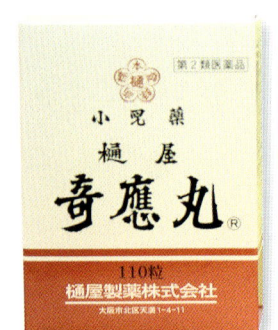

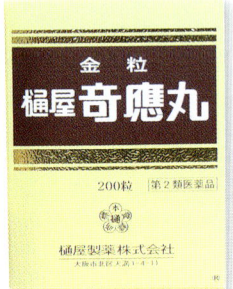

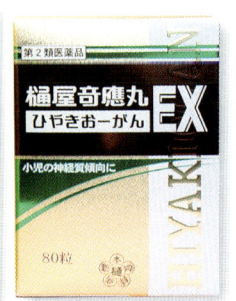

夜泣きといえば、CMソングとともに親しまれる「ヒヤ、ヒヤ、ヒヤの、ひや・きおーがん」

商品名	樋屋奇応丸(ひやきおうがん)
販売開始年	1622(元和8)年
商品構成	樋屋奇応丸EX(販売名:特撰金粒樋屋奇応丸):80粒、180粒 金粒 樋屋奇応丸:75粒、200粒、221粒、500粒 小児薬 樋屋奇応丸:110粒、190粒、219粒、315粒 樋屋奇応丸 糖衣(販売名:小児良薬樋屋奇應丸):120粒(いずれも第2類医薬品)

樋屋奇応丸EXの商品概要

効能・効果 小児の神経質、夜なき、かんむし、ひきつけ、かぜひき、かぜの熱、ねびえ、下痢、消化不良、乳はき、食欲不振、胃腸虚弱

用法・用量 1回量
- 1歳未満　1〜2粒
- 1歳〜3歳　2〜5粒
- 4歳〜7歳　5〜8粒
- 8歳〜15歳　8〜10粒
- 16歳以上　15粒

成分・分量 45粒中
- ジャコウ　3.9375mg
- ニンジン　52.425mg
- ユウタン　1.35mg
- ジンコウ　18.3375mg
- ゴオウ　0.7875mg

「ヒヤ、ヒヤ、ヒヤの、ひや・きおーがん」のコマーシャルソングとともに関西で圧倒的な知名度を誇る小児薬・樋屋奇応丸。樋屋奇応丸の原形処方は、8世紀に来日した鑑真和上によってもたらされたという伝聞が残されているが、奇応丸と同じ薬は、中国大陸や朝鮮半島には存在しないため、和方の調合による日本独特の調剤という説が有力である。

また、奇応丸の処方内容は、1510年ごろに東大寺で発見されたという文献があり、その処方に沿って諸々の病に用いると、奇効をみたため〝奇応丸〟と命名したと記録されている。

鑑真和上によって処方が伝えられたという説も

1粒の値を低くすることで価格を抑制

奇応丸は良薬ではあったが、原料は非常に高価なもので、「出奇応変」の高貴薬として一部の上流階級の手にしか届かないものであった。この状況を見かねて「この優れた効き目の薬を一般の人々にも」と奮起したのが、創業者・樋屋忠兵

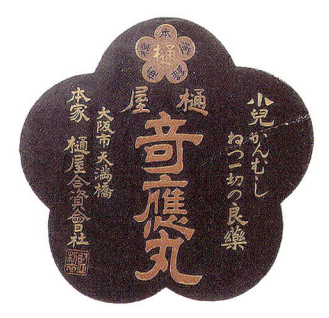

樋屋奇応丸の店頭看板

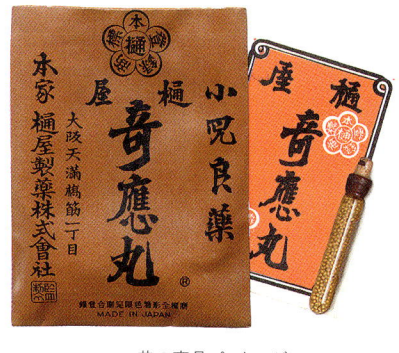

昔の商品パッケージ

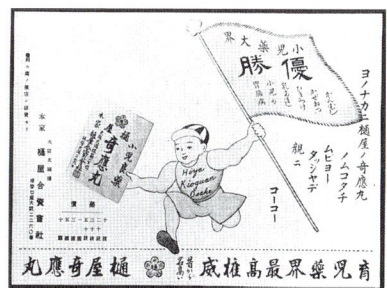

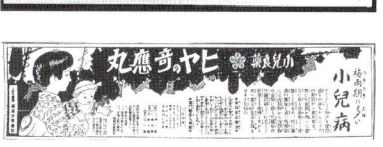

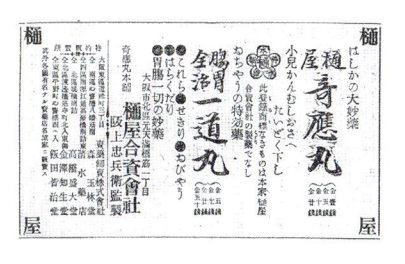

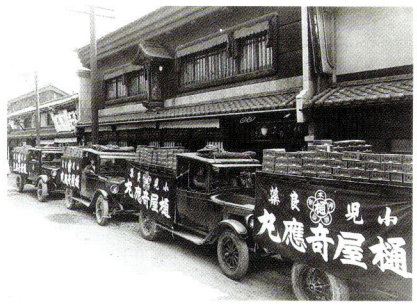

本社前の特売の様子（昭和5〜6年ごろ）

衛である。1622（元和8）年、大阪の天満にて樋屋奇応丸の創製をスタートさせた。

民衆にも購入できるようにと苦慮した忠兵衛は、剤形を極小の粒にし、1粒の値を低くすることで、品質を変えることなく価格を抑えることに結びつけたのだ。

伝を展開し、戦後に入ると、いち早くてレビ宣伝に注力。1960（昭和35）年には、CMソングABC賞を受賞し、樋屋奇応丸の名は、歌のフレーズにのって記憶されることとなる。

一方、忠兵衛の思いでもあった〝品質第一主義〟の考えは、変えることなく約400年貫き通してきた。品質を守り続けたことから生まれた信用は大きく、今でもお母さんが赤ちゃんのために安心して使用できる薬として、支持を集め続けている。

● 約400年貫き通した〝品質第一主義〟

樋屋奇応丸はその時代に合った広告宣

便秘薬

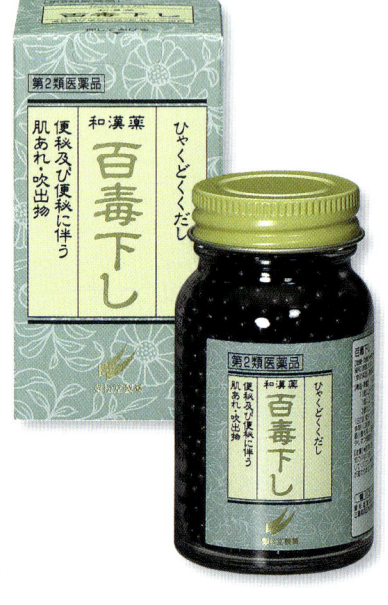

百毒下し
翠松堂製薬株式会社

創業は室町時代末期の1570年 歴史と伝統が商品力の裏付け

商品名	百毒下し（ひゃくどくくだし）（第2類医薬品）
発売開始年	1892（明治25）年（推測）
商品構成	ビン入り：256粒、1152粒、2560粒、5120粒 分包：160粒、480粒 携帯用：96粒
効果・効能	便秘 便秘に伴う次の症状の緩和：頭重、のぼせ、肌あれ、吹出物、食欲不振（食欲減退）、腹部膨満、腸内異常発酵、痔
用法・用量	1日2回 朝夕の空腹時（または食前あるいは食間）に服用 15歳以上　　　　　1回 12～16粒 11歳以上15歳未満　1回 8～12粒 7歳以上11歳未満　1回 6～8粒 3歳以上7歳未満　　1回 4～6粒
成分・分量	32粒中 　ダイオウ末　　　　0.880g 　アロエ末　　　　　0.100g 　ケンゴシ末　　　　0.170g 　エイジツエキス　　0.043g 　　※エイジツ0.344gより得る 　サンキライエキス　0.040g 　　※サンキライ0.5gより得る 　カンゾウ末　　　　0.150g 添加物として沈降炭酸カルシウム、寒梅粉、サラシミツロウ、カルナウバロウ、タルク、薬用炭を含有

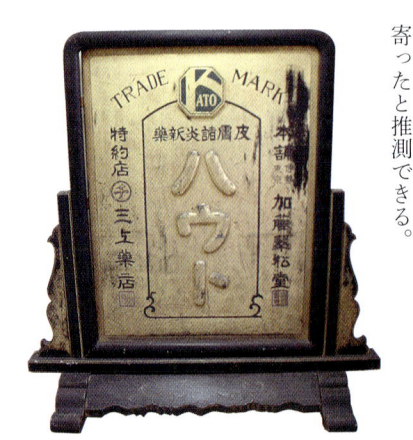

● **近代医学の開祖、松本良順が伝えた百毒下し**

便秘はいつの時代も女性の敵である。快食、快便、快眠が健康の源であることは、古今東西変わることがない。女性の強い味方である便秘薬「百毒下し」の処方は、近代医学の開祖である松本良順が、四日市の宿場町で製薬所を営んでいた加藤家に伝えたものである。良順の晩年、1892（明治25）年のこととされている。良順は将軍家茂の侍医として仕え、新撰組隊士の治療をしたことでも有名な歴史的人物で、蘭方医として江戸と長崎の往来の際に加藤家に立ち寄ったと推測できる。

翠松堂製薬の歴史を物語る看板

68

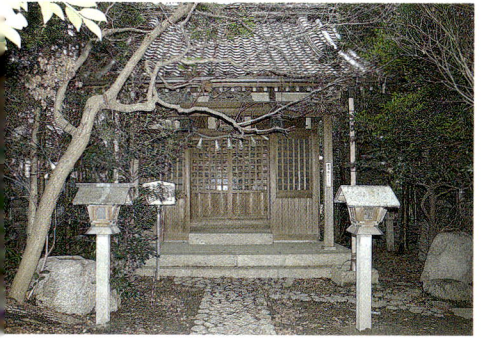

翠松堂製薬の庭園内には
薬の神様の少彦名命が祀られている

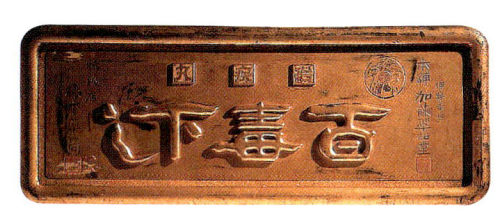

百毒下しの金看板

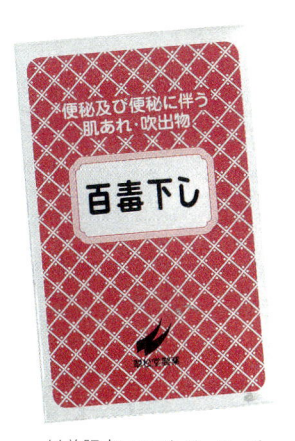

以前販売していたパッケージ

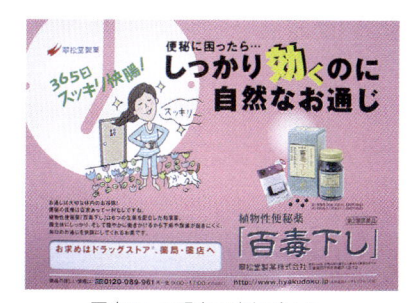

百毒下しの現在の宣伝ポスター

発売当時は解毒や性病の治療にも使用

百毒下しの能書きには、良順が自ら記した「男女老若、瘡毒一切に効あり」の一文が加えられていた。「すべての毒を根絶する」ことを意味し、当時は解毒や性病の治療などにも使用されていたのだ。

名医である良順の一文が入ったことで宣伝効果は格段に高まり、発売当初から商品は飛ぶように売れ、全国へと知名度は広まっていった。それ以来、全国から東海道、伊勢道を通ってお伊勢参りする人々の常備薬やお土産としても人気を集めることとなる。現在は、生薬を主体とした穏やかな効き目の便秘薬として、広く愛用されている。

二条殿製薬所として二条関白家よりお墨付き

加藤家の創業は、良順の来訪から遡ること322年、室町時代の末期の1570年である。加藤延寿軒の名で製薬業を興し、江戸時代の文化年間(1804～18年)には二条関白家より「二条殿製薬所」として認められ、宮中をはじめ全国に秘伝薬を販売していた。1887(明治20)年になると、製薬所が松の緑におおわれた庭園にあったことから、商号を加藤翠松堂(現・翠松堂製薬)と改める。庭内にある薬園宮には、薬の神様といわれる少彦名命が祀られていて、今でも月並祭にはお参りがされている。

便秘薬

複方 毒掃丸
株式會社 山崎帝國堂

「毒」という言葉の裏にある人々の健康を守る使命感

商品名
複方毒掃丸（ふくほうどくそうがん）
（第2類医薬品）

商品構成
180丸、540丸、1260丸、2700丸、5400丸

効能・効果
便秘・便秘に伴う次の症状の緩和：吹出物、肌あれ、食欲不振（食欲減退）、腹部膨満、腸内異常発酵、痔、のぼせ、頭重

用法・用量（1回あたり）
15歳以上　　　15～30丸
7歳以上～15歳未満
　　　　　　　10～20丸
3歳以上～7歳未満
　　　　　　　5～10丸
1日3回食前に服用。ただし、初回は最小量を用い、便通の具合や状態をみながら少しずつ増量または減量する

成分・分量（1日量90丸中）
日局ダイオウ末　　1.2g
日局エイジツ末　　0.8g
日局サンキライ末　0.8g
日局カンゾウ末　　0.5g
日局センキュウ末　0.5g
日局コウボク末　　0.4g

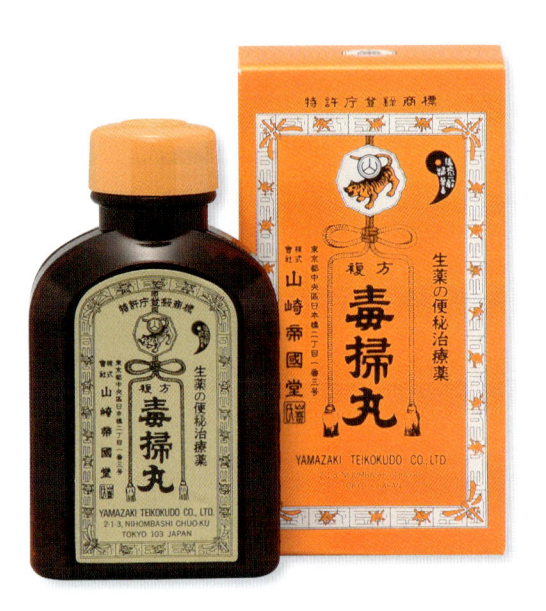

体内の毒を一掃する薬として華々しく誕生

1888（明治21）年、売薬化粧品商・山崎帝國堂薬房を開いた創業者の山崎嘉太郎は、新薬・毒掃丸に相当な自信と希望を持っていたのだろう。新聞広告に掲載したキャッチフレーズは、「ばい毒病撲滅時期来る俊効偉大最新薬発見せり」である。

当時は「腹内毒掃丸」という名称で、体内の毒を掃除してくれる丸薬という意味から命名。効能は、梅毒や胎毒ほか多数。1カ月で全治保証すると売り出され、「一月丸（ひとつきぐわん）」とも呼ばれたといわれる。

1897（明治30）年には「毒掃丸」として全国に大々的に売り出され、昭和にかけて一般家庭に広く普及していった。

効果は勇猛な虎の一声で

パッケージにデザインされているのは、虎と三種の神器である勾玉。勾玉に記されている「猛虎一聲掃萬毒」の文言は、毒掃丸を虎に見立て、勇猛な虎が「すべての毒」を一声で取り除いてくれるとい

70

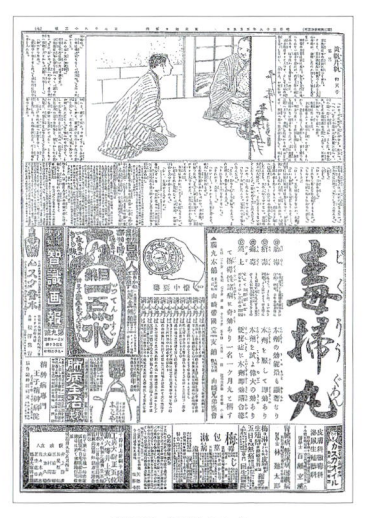

新聞に掲載された
複方毒掃丸の広告

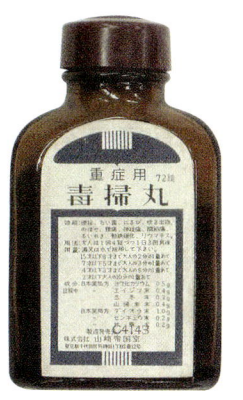

瓶に入った複方毒掃丸

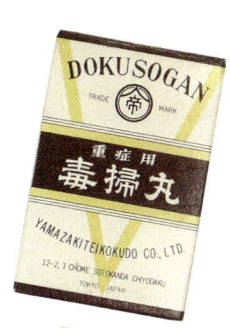

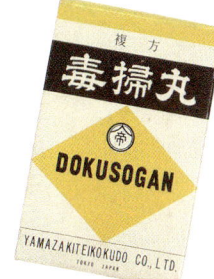

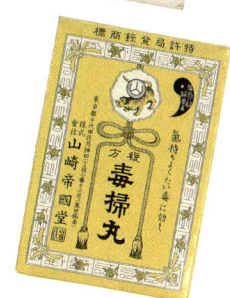

過去のパッケージ

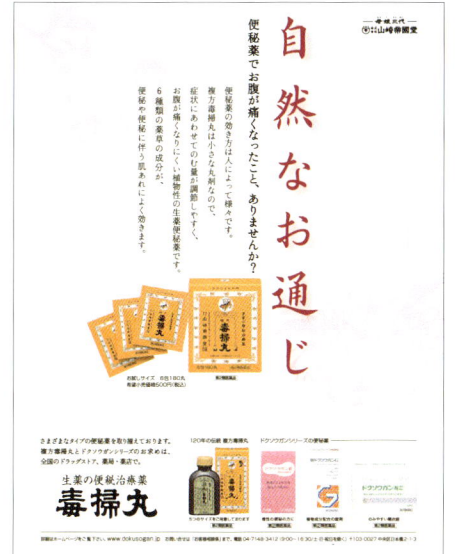

複方毒掃丸の宣伝ポスター

創意を凝らしたキャッチフレーズで思いを伝える

一目おきたい。1984（昭和59）年に便秘薬に分類されるが、「体から不要なものを出す」という創業時のコンセプトは受け継がれる。

発売当初から新聞・雑誌広告を中心に宣伝を行ってきた。歯切れ良いキャッチフレーズは斬新で独創的。ちなみに、『宮本武蔵』で知られる作家・吉川英治が作家デビューする前、山崎帝國堂の広告文案係を務めていた時期がある。

近年では「おだやかさしみわたる」「母娘（おやこ）三代」というように、痛みのない優しい効き方が表現され、代々家族で愛用する常備薬として親しまれている。

う願いを込めたもの。そもそも「毒」という言葉自体強烈で、当時の「毒」の危険に対する率直な気持ちや、健康を守る使命感が伝わってくる。同時に、印象的なコピーを作った嘉太郎のセンスにも

皮膚外用薬

ユースキンA
ユースキン製薬株式会社

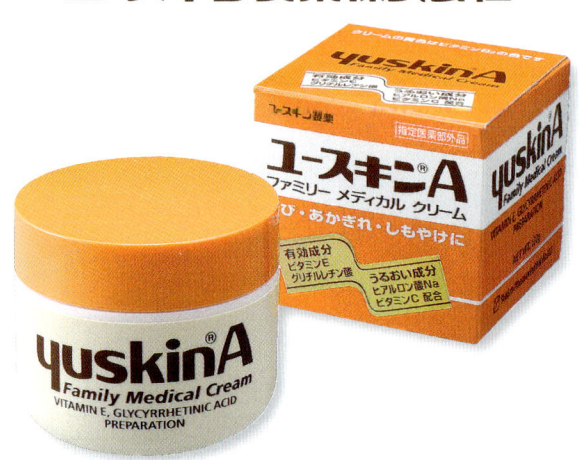

手あれを治す使命感が生み出した使えば納得。優れた保湿力のハンドクリーム

商品名	ユースキンA（指定医薬部外品）
発売開始年	1957（昭和32）年
商品構成	30g、60g、70g、120g、260g
効能・効果	ひび・あかぎれ・しもやけ
用法・用量	1日数回適量をよくすり込む
成分・分量	・有効成分：ビタミンE酢酸エステル（血流改善）、グリチルレチン酸（消炎成分）、dl-カンフル（消炎成分）、グリセリン（柔軟保湿成分） ・うるおい成分（添加物）：ヒアルロン酸ナトリウム、ビタミンC ・色の成分（添加物）：ビタミンB₂

女性を手あれから守る独特のにおいの黄色いクリーム

ユースキンAが誕生したのは1957（昭和32）年。2年前に製薬業を起こした野渡良清が営む薬店に訪れた主婦の言葉がきっかけだった。ひび割れた指先から血をにじませたその主婦に対して、当時一般的だったワセリンの軟膏を使い「ベトつきがひどく、埃がくっついて使い勝手が悪い」と嘆いた。掃除機も洗濯機もなく、水仕事などにより、多くの主婦が手あれに悩まされていた時代である。

女性たちの手あれを何とかしてあげたいと良清は、化学・薬学の専門家である綿谷益次郎の協力を得て、試作を重ねた。ベトつかない親水性クリームに、良清のアイデアでビタミンB₂、B₆、血行促進成分カンフルを加え、独特のにおいが特徴的な黄色いハンドクリームが完成した。

驚きの保湿力 6時間後までしっとり

市場にあった軟膏と大きく違うのは、塗り込んでしばらくするとサラッと肌になじみ、ベタつかない点だ。それでいて、

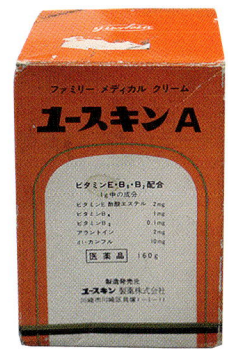

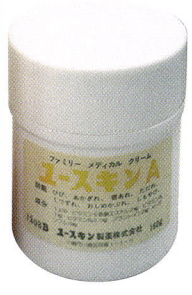

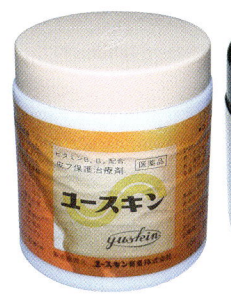

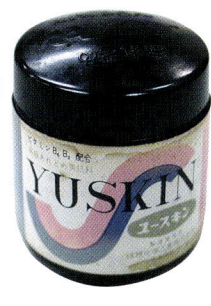

ユースキンAとしてリニューアル当時（1973（昭和48）年）のパッケージ

ユースキンの初期のパッケージ

治療効果に優れ、潤いもキープする。『暮らしの手帳』（1985年11・12月号）で行われた保湿力テストでは、使用後6時間以上たっても効果は衰えるどころかアップするという結果を出し、商品力の高さは広く認知されるようになっていく。

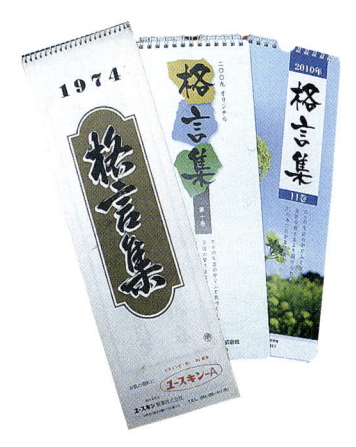

● 使って実感 サンプルでファンを広げた

2代目となる現在の社長・野渡和義が入社したのはユースキンAの発売から16年後の1973（昭和48）年。和義は全国へ商品をさらに普及させるために「店

オリジナル格言を選考して、日めくりカレンダーを作製

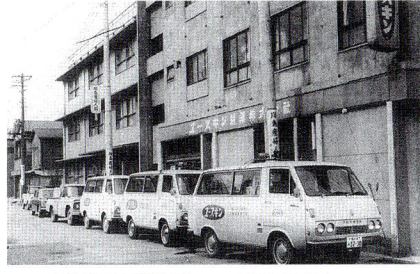

本社前で出発を待つユースキン宣伝カー
（1970年（昭和45）年）

消費者向け販促品

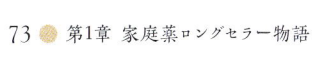

頭に置いてもらわなければ始まらない」と、とにかくサンプルを大量に用意して薬屋を一軒一軒訪ね、製品の良さを説いて回った。「使ってもらえれば、良質であることは分かってもらえる自信はあった」と当時を振り返る。知名度が上がるにつれ、商品のバリエーションも増やし、改良も重ねた。創業の原点は、顧客の声に耳を傾けること。顧客からの便り一枚一枚に目を通すことは、昔も今も変わらない。

73　第1章　家庭薬ロングセラー物語

滋養強壮薬

薬用 養命酒
養命酒製造株式会社

世の人々の健康長寿を願い約400年前に伊那の谷で生まれた薬酒

商品名	薬用養命酒（第2類医薬品）
発売開始年	1949（昭和24）年
商品構成	700mL、1,000mL
効能・効果	次の場合の滋養強壮：胃腸虚弱、食欲不振、血色不良、冷え症、肉体疲労、虚弱体質、病中病後
用法・用量	成人：1回20mL、1日3回、食前または就寝前に服用する
成分・分量	60mL中
	日局インヨウカク　114mg
	日局ウコン　36mg
	日局ケイヒ　270mg
	日局コウカ　12mg
	日局ジオウ　60mg
	日局シャクヤク　60mg
	日局チョウジ　24mg
	日局トチュウ　18mg
	日局ニンジン　60mg
	日局ボウフウ　96mg
	日局ヤクモソウ　48mg
	烏樟　594mg
	肉蓯蓉　48mg
	反鼻　12mg

上記の生薬を日局規定のチンキ剤製法に準じて冷浸。添加物として、みりん、アルコール、液状ブドウ糖、カラメルを含有。アルコール分 14vol%

旅人が恩返しとして秘伝法を伝授

「世の人々の健康長寿に尽くしたい」という思いを、創始以来貫いてきた養命酒。養命酒の創製は、今から約400年以上前の1602（慶長7）年と伝えられている。養命酒発祥の地は、信州伊那の谷・大草。この地の素封旧家・塩沢家の当主、塩沢宗閑翁は、大雪の晩に雪の中で倒れている旅の老人を助け、恩返しとして伝授されたのが、薬酒の秘伝法だった。宗閑翁は、山奥深く分け入り薬草を採取し、秘伝法に沿って薬酒を創製。慶長7年、この薬酒を養命酒と名付けた。創製当時、養命酒は酒庫の土中に"もとがめ"を埋めてその中に造り込み、5年の歳月を経て自然に熟成したものから順に、病気の人や村人に提供されていた。

変わらぬ効きめと味、製法を維持

養命酒の処方について現存している最も古い記録は1813（文化10）年のもの。当時の養命酒は8種の生薬より構成されていた。その後、法律への対応や、効能の充実のために数回の処方変更を行っ

1929（昭和4）年、1949（昭和24）年、1959（昭和34）年の養命酒のボトル

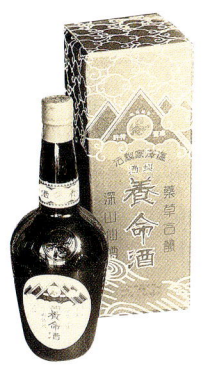

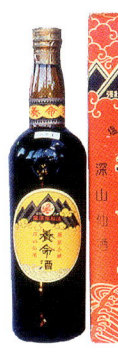

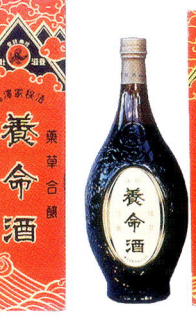

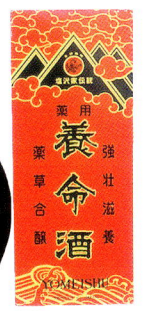

創製当時に使用されていた"もとがめ"（レプリカ）

1930（昭和5）年の新聞広告

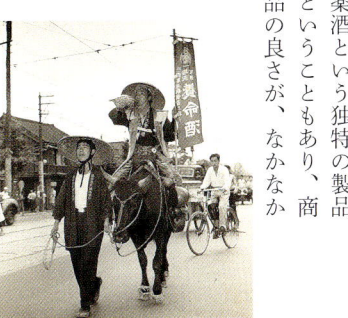

1950（昭和25）年の宣伝活動風景

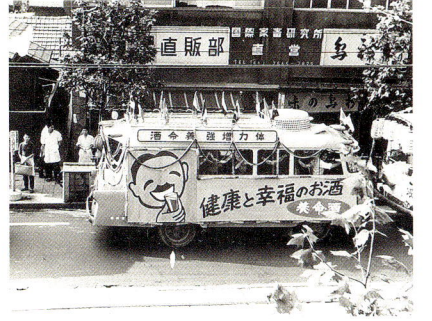

1955（昭和30）年頃の車体を使用しての宣伝活動風景

てきたが、基本的に変わらぬ効きめと味、製法を現在まで維持している。養命酒は1933（昭和8）年に公布された、売薬部外品規則の適用を受け、「滋養強壮剤」に分類され、1949（昭和24）年には、アルコール含有医薬品（内服剤）のカテゴリーに分類されることになった。

● 伊那の谷の養命酒から
日本へ、世界へ

「発祥地伊那の谷で300年も飲まれ続け、幾多の人々から喜ばれている養命酒の効用を一人でも多くの人に届けたい」との念願から、1923（大正12）年、家業醸造を会社組織に改め、全国販売へと舵を切る。だが、薬酒という独特の製品ということもあり、商品の良さが、なかなか認知されていかない。その苦境を救ったのが、養命酒を飲んだ人からの喜びの声。愛飲者からの声を励みに、日本全国へ、さらに海外へ、一歩一歩販売地域を拡大していく。1930（昭和5）年には新聞・雑誌広告を掲載、1952（昭和27）年からはラジオCMを開始、1965（昭和40）年からはテレビCMを開始するなど、積極的な宣伝活動に取り組んだ。宣伝活動とともに養命酒は世代をこえておなじみの商品となっていった。養命酒が伊那の谷で創製されて約400年。創製の精神はそのままに、日本に、世界に、養命酒の挑戦は続いている。

75　●　第1章　家庭薬ロングセラー物語

鎮咳去痰薬

龍角散

株式会社 龍角散

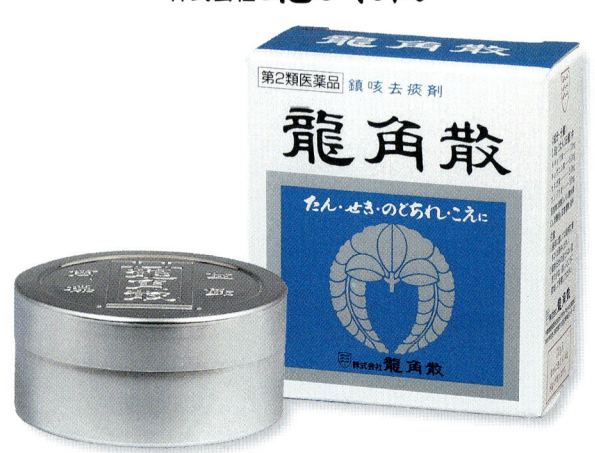

のどを守って200年。伝統的な信頼に科学的な裏づけも申し分なし

商品名	龍角散（第2類医薬品）
発売開始年	1871（明治4）年
商品構成	20g、43g、90g
効能・効果	せき、たん、のどの炎症による声がれ・のどのあれ・のどの不快感・のどの痛み・のどのはれ
用法・用量	大人（15歳以上）：添付のサジで1杯（0.3g）、1日3～6回 3カ月以上15歳未満の方の用法・用量は、龍角散のホームページ（http://www.ryukakusan.co.jp/）をご覧ください。
成分・分量	（3回量0.9g中） キキョウ末 70mg、キョウニン末 5.0mg、セネガ末 3.0mg、カンゾウ末 50mg

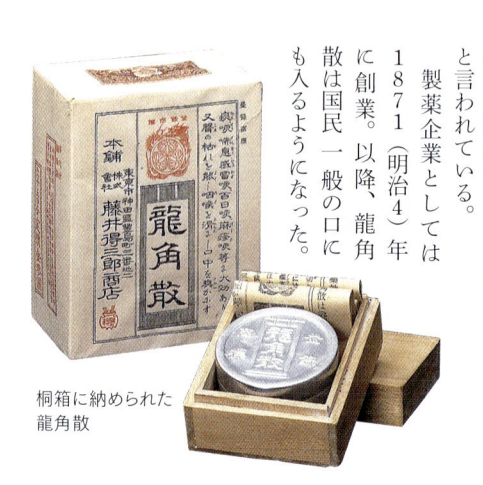

藩薬として創製200年の伝統を誇る

龍角散の原型は江戸時代後期にさかのぼる。佐竹藩（現在の秋田県）の医師であった藤井玄淵が藩薬として創製。2代目玄信は自身の蘭学の知識を活かし、藩薬に西洋の生薬を加え、さらに3代目正亭治が藩主の持病であるぜんそくを治すために改良を重ねていく。龍角散と命名した由来は、当時配合されていた龍骨、龍脳、鹿角霜といった生薬（後に処方見直しの際に外される）の名を結びつけたと言われている。

製薬企業としては1871（明治4）年に創業。以降、龍角散は国民一般の口にも入るようになった。

桐箱に納められた龍角散

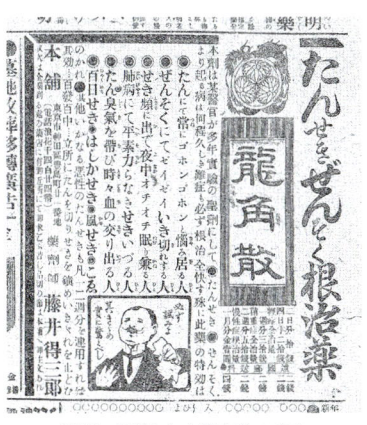

新聞に掲載された龍角散の広告

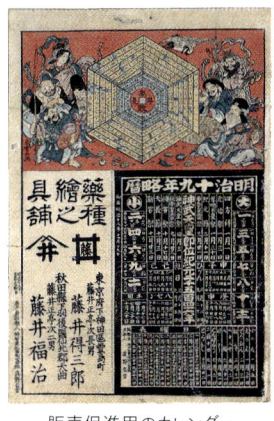

販売促進用のカレンダー

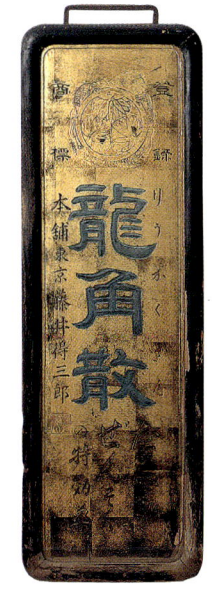

龍角散の金看板

ライフスタイルに合わせて改良

龍角散は伝統薬でありながら、時代に合わせて改良を重ねてきた。6代目得三郎は科学的な裏づけが必要と、薬学博士である息子・康男に分析を依頼。研究機関での分析結果は、「成分は完璧。このまま何も加えてはならない」とのこと。

とはいえ人々のライフスタイルは変わっていく。トローチタイプやスティックタイプなどの商品バリエーションを増やし、海外向け製品を開発するなど、時代に合わせた商品展開を大胆に進めていった。

キャッチコピーは『のどをきれいに龍角散』

1967（昭和42）年から開始したテレビ宣伝文句、おなじみの「ゴホン！と言えば龍角散」を、現在の社長である藤井隆太が2009年に「のどをきれいに龍角散」へ切り替えた。せきの対処薬から、予防薬へと位置づけ直したのだ。「守りに入るわけにはいかない。代々皆、攻めの姿勢でやってきた。色刷り広告を手渡しする独自の宣伝法を考案したり、コンセプトを変えたり、高度な技術を開発したり……」

それでも、「奇をてらうのではなく、望まれるものを提案してなんぼ」と隆太は言う。そもそも龍角散を創製した先祖は、ぜん息で苦しむ藩主を見て「何とか助けたい！」との一心で薬を改良した。この精神が脈々と受け継がれている。新しいビジネスに挑戦できるのは、それ故なのかもしれない。

滋養強壮薬

ワダカルシューム錠

ワダカルシウム製薬株式会社

骨と健康に徹底的にこだわり カルシウム一筋に100年

商品名	ワダカルシューム錠（第3類医薬品）
発売開始年	1911（明治44）年
効能・効果	次の場合のカルシウムの補給：妊娠・授乳期、発育期、老年期
用法・用量	成人（15歳以上） 　1回量5錠　1日服用回数3回 8歳以上15歳未満 　1回量3錠　1日服用回数3回 5歳以上8歳未満 　1回量2錠　1日服用回数3回 5歳未満 　服用しないこと
成分・分量	15錠（成人1日服用量）中 リン酸水素カルシウム水和物　2550mg 乳酸カルシウム水和物　　　　150mg クエン酸カルシウム　　　　　150mg （カルシウムとして645mg）

● 和漢薬問屋の三代目卯助がカルシウムに着目

カルシウムは、今でこそ骨の育成だけでなく心の安定にも不可欠であると認識されてきたが、ワダカルシウム製薬は約100年前からカルシウムに注目し続けてきた。いかに先見の明があったかと言えよう。だが、初めから骨の専門家だったわけではない。前身は和田卯助商店といい、大阪の道修町にある江戸時代から続く和漢薬問屋だったのである。初めにカルシウムに着目したのは、明治25年生まれの傑人、三代目卯助だ。

● 結核の予防と治療のためにカルシウムを

1910（明治43）年の正月、卯助は一つの思いを抱きながら大阪天満宮を初詣でしていた。大阪の街は、前年の大火で1万1300戸余りを焼失させ、692人もの死傷者を出し、薬屋として役に立てることはないかと思い悩んでいたのだ。卯助は参拝途中で、肩を落とし力なく歩く老女に目がとまる。話しかけると、「娘が結核で苦しんでいるのに、

78

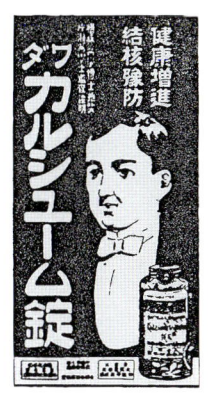

「健康増進・結核予防」で
新聞や雑誌に宣伝広告

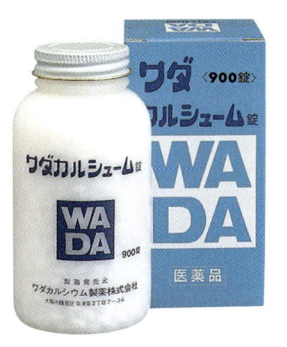

1955(昭和30)年
当時のパッケージ

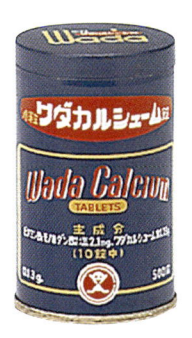

1952(昭和27)年
当時のパッケージ

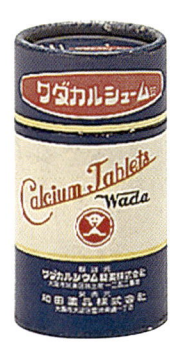

1948(昭和23)年
当時のパッケージ

ママの味方として宣伝

効果のある治療薬がなく、このまま死んでいくと思うとかわいそうでならない」と泣き崩れた。ここからが卯助の孤軍奮闘のはじまりである。結核の薬がないのなら、人間の自然治癒力を高めていくしかない。卯助は大阪府立高等医学校（現・大阪大学医学部）教授の片瀬淡博士の研究協力を得ることで、カルシウムが自然治癒力を高め、結核の予防や治療にも役立つという知識を習得。1911（明治44）年、ついにワダカルシューム錠を誕生させたのだ。

● 「安産のために」にキャッチフレーズを変え大ヒット

卯助は「健康増進・結核予防」をキャッチフレーズに新聞や雑誌に宣伝広告を打っていく。これで、健常な人が増えていくと肩をなでおろしたものの、売り上げは思ったように伸びていかない。卯助は発想を転換する。「子どもを産むと、骨がボロボロになる」という母親の言葉を思い出し、「安産のために」という新たなフレーズとともに、骨とカルシウムを結びつけた。着想を変えたことで、商品は爆発的にヒットした。

卯助の功績と思いは後輩へと受けつがれ、ワダカルシウム製薬はカルシウム一筋に今でも健康を担い続けている。

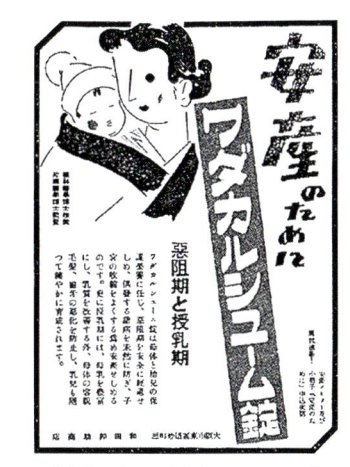

「安産のために」をキャッチフレーズに

第2章 小さな家庭薬博物館

家庭薬には、家庭薬だけが持つ独特の魅力がある。
商品、パッケージ、看板、新聞広告……。
そこには、時代とともに、生活者とともに
暮らしとともに、歩んできたからこそ醸し出せる
静かな力強さが宿っている。
小さな家庭薬博物館に足を踏み入れよう。
博物館に展示された一つひとつは、
静かに語りかけるであろう。
その声にそっと耳をすませば、
日本人の心の奥にある温もりに触れることができる。

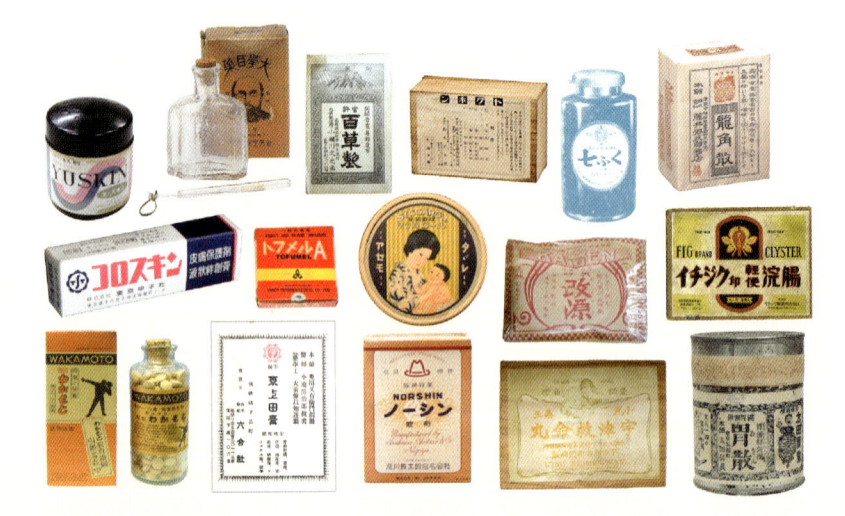

第2章　小さな家庭薬博物館

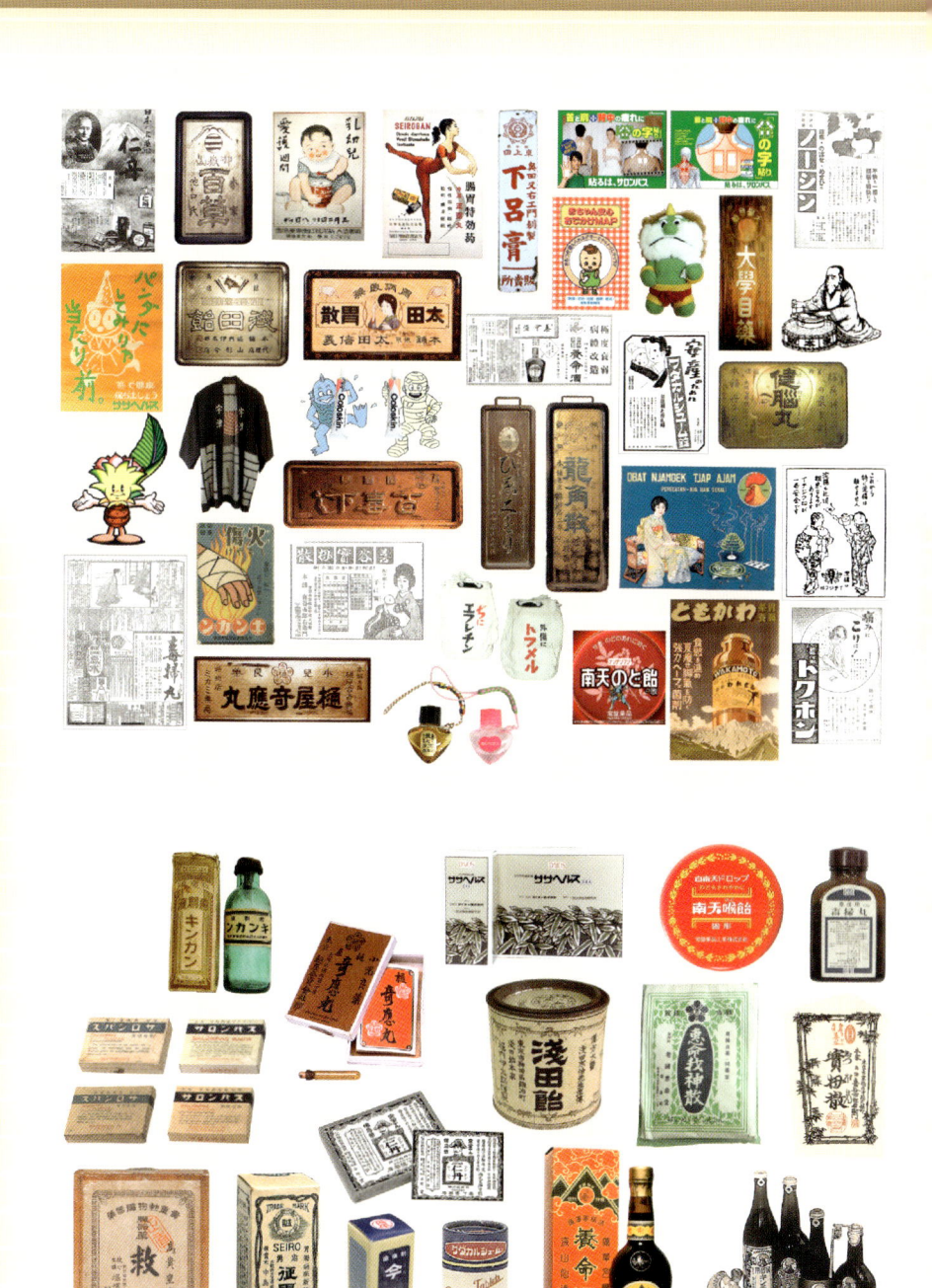

商品・パッケージ

家庭薬の顔である商品・パッケージ。伝統と信頼の証として、どの商品・パッケージも威風堂々としていて、重みがある。それでいて、威張っている感じがなく親しみやすいことが、家庭薬の魅力へとつながっているのであろう。家庭薬の商品・パッケージを見れば、家庭薬の歴史の深さに触れることができる。

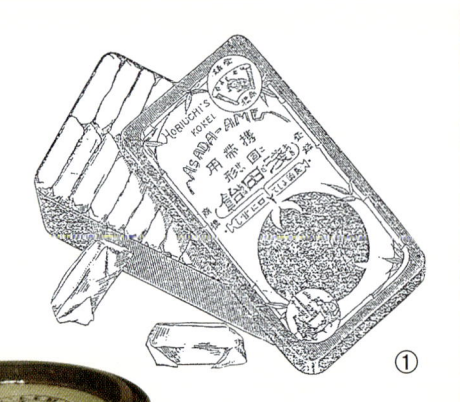

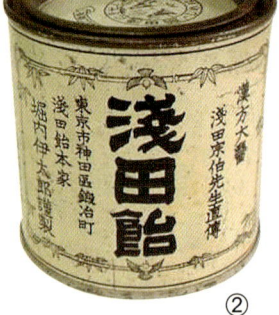

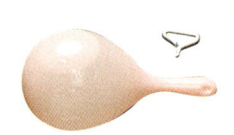

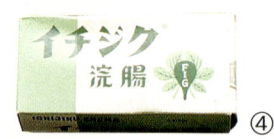

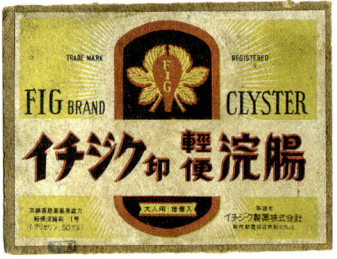

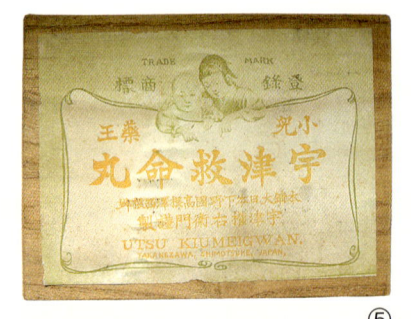

① 初期（大正時代）の固形浅田飴（浅田飴）
② 昭和初期の浅田飴（浅田飴）
③ イチジク浣腸の前身であるイチジク印軽便浣腸（イチジク製薬）
④ 戦後に販売されていた穴あけ式浣腸（イチジク製薬）
⑤ 大正初期の宇津救命丸のパッケージ（宇津救命丸）
⑥ 明治時代の太田胃散のパッケージ（太田胃散）

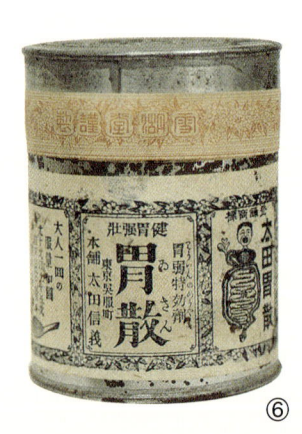

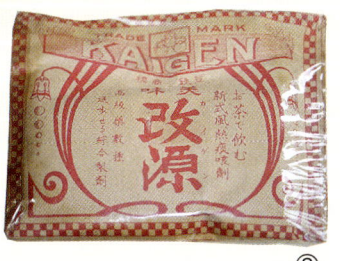

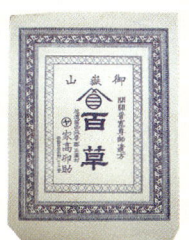

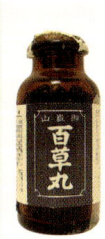

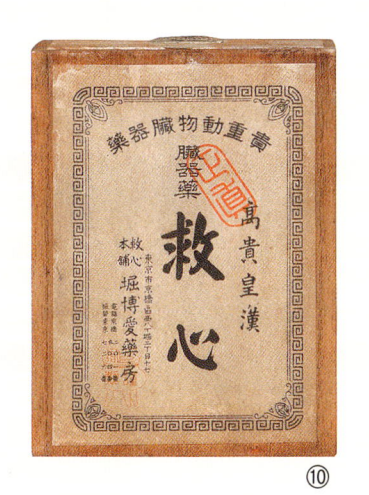

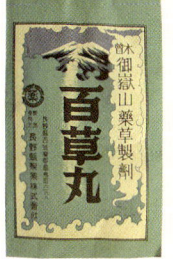

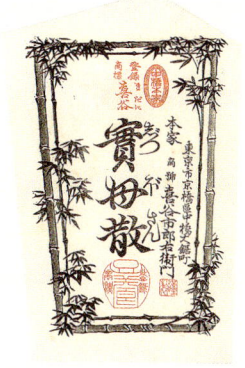

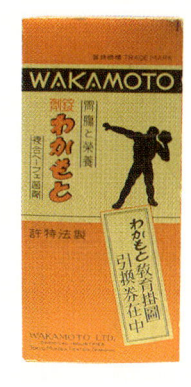

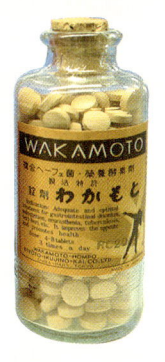

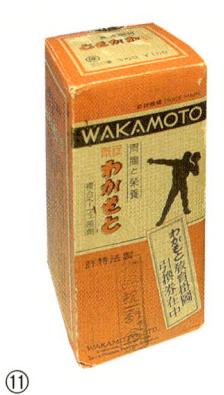

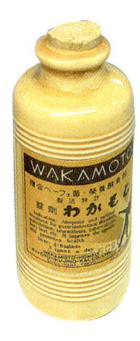

⑦御岳百草丸の昔のパッケージ（長野県製薬）
⑧発売初期の改源のパッケージ（カイゲン）
⑨明治から昭和初期まで使用されていたと思われる喜谷實母散のパッケージ（キタニ）
⑩1931（昭和6）年ごろから使用されていた救心のパッケージ（救心製薬）
⑪強力わかもとの昔のパッケージ（わかもと製薬）

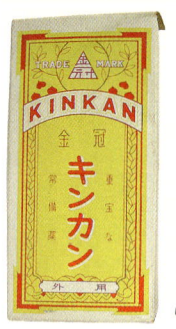

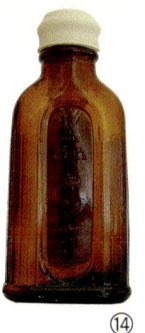

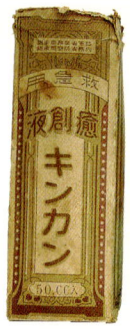

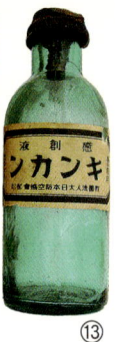

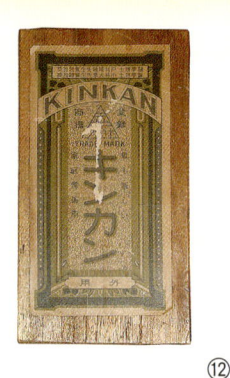

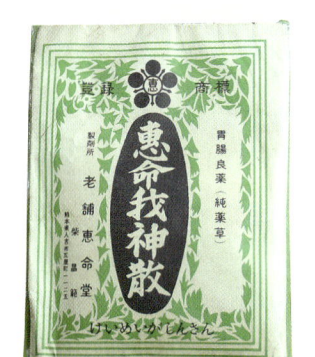

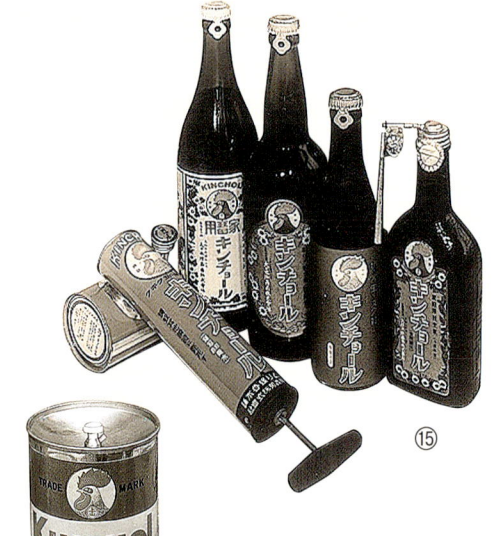

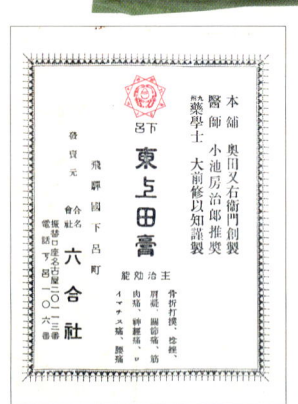

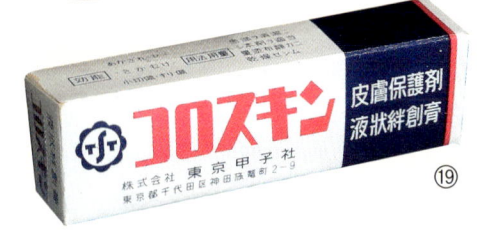

⑫ 木箱時代のキンカン（金冠堂）
⑬ 戦時中の配給品のキンカン（金冠堂）
⑭ 1955（昭和30）年ごろのキンカン（金冠堂）
⑮ 瓶入りキンチョールと噴霧器（大日本除虫菊）
⑯ 初期のエアゾール（大日本除虫菊）
⑰ 昭和10年代の恵命我神散のパッケージ（恵命堂）
⑱ 下呂膏の前身である東上田膏のパッケージ（奥田又右衛門膏本舗）
⑲ 昭和20年代のコロスキンのパッケージ（東京甲子社）

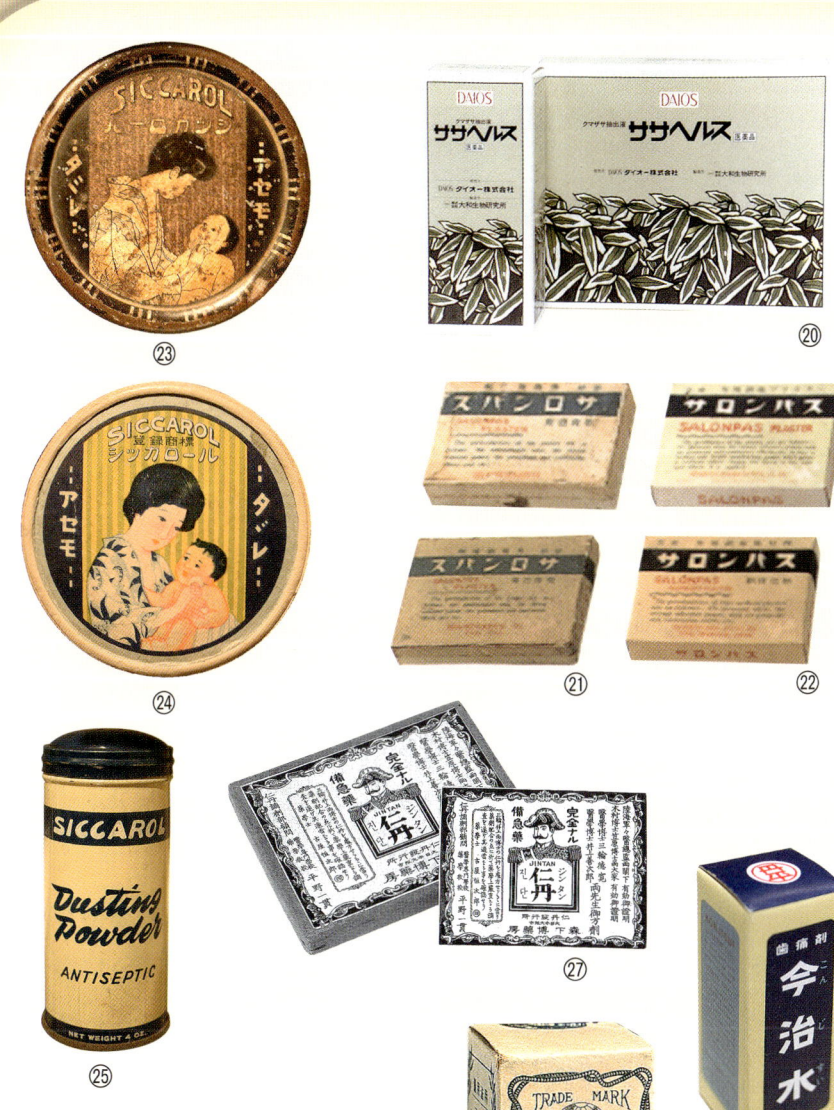

⑳ササヘルスの昔のパッケージ（大和生物研究所）
㉑昭和10年代のサロンパスのパッケージ（久光製薬）
㉒昭和30年代のサロンパスのパッケージ（久光製薬）
㉓1918（大正7）年のシッカロール（和光堂）
㉔1927（昭和2）年のシッカロール（和光堂）
㉕輸出用のシッカロール（和光堂）
㉖1961（昭和36）年当時の今治水（丹平製薬）
㉗創売当時の仁丹のパッケージ（森下仁丹）
㉘昭和初期の忠勇征露丸（大幸薬品）

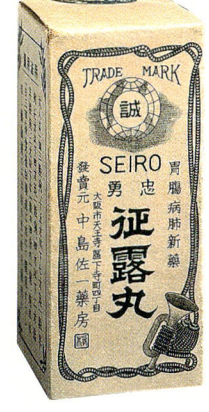

87 ● 第2章 小さな家庭薬博物館

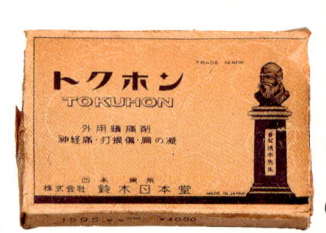

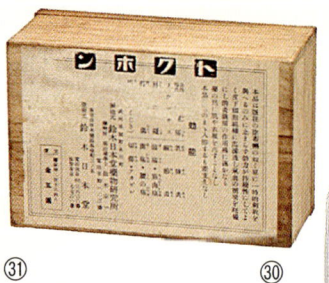

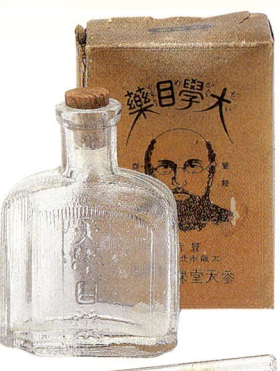

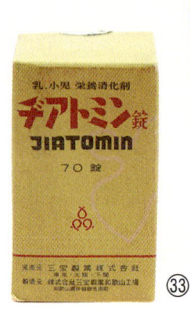

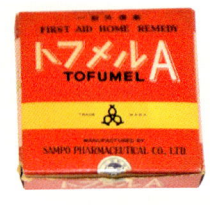

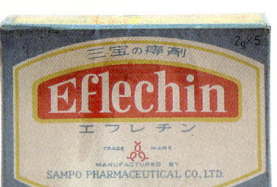

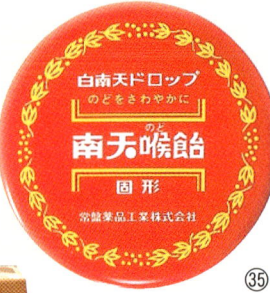

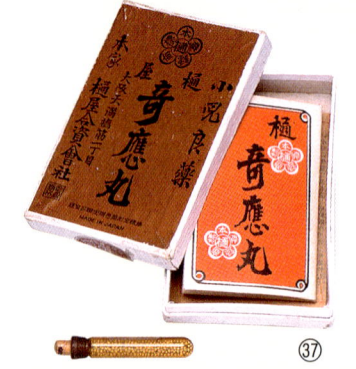

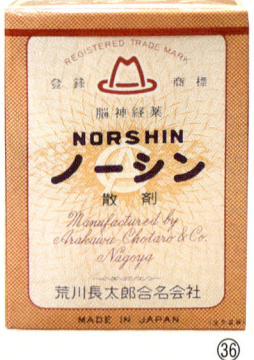

㉙発売当初の大学目薬(参天製薬)
㉚発売当初のトクホンのパッケージ(トクホン)
㉛1950(昭和25)年のトクホンのパッケージ(トクホン)
㉜トフメルAの昔のパッケージ(三宝製薬)
㉝ヂアトミン錠の昔のパッケージ(三宝製薬)
㉞エフレチンの昔のパッケージ(三宝製薬)
㉟1968(昭和43)年当時の南天のど飴(常盤薬品工業)
㊱1955(昭和30)年当時のノーシンのパッケージ(アラクス)
㊲樋屋奇応丸の昔のパッケージ(樋屋製薬)
㊳丸薬七ふくの昔のパッケージ(七ふく製薬)

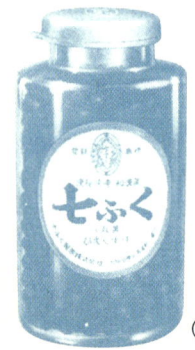

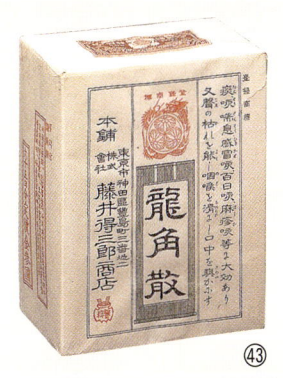

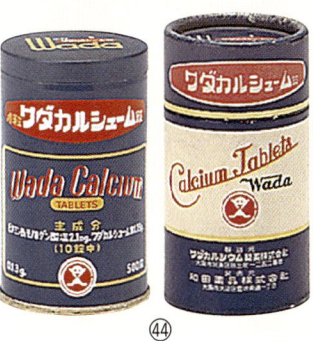

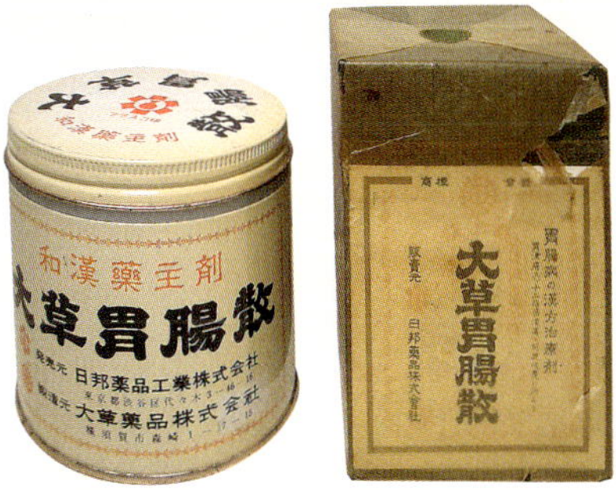

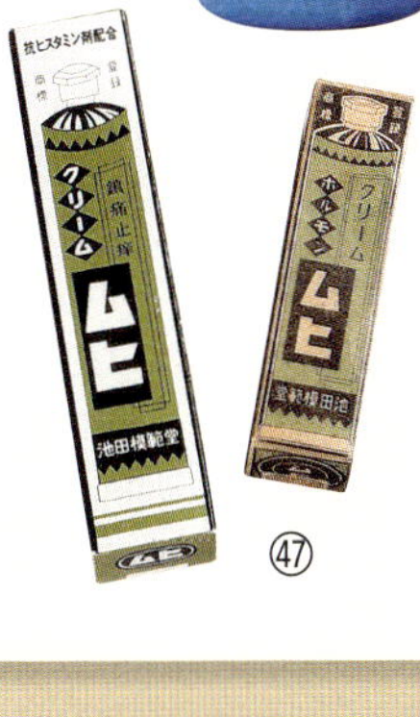

㊴瓶に入った複方毒掃丸（山崎帝國堂）
㊵複方毒掃丸の昔のパッケージ（山崎帝國堂）
㊶初期のユースキンのパッケージ（ユースキン製薬）
㊷1953（昭和28）年の養命酒（養命酒製造）
㊸初期の龍角散のパッケージ（龍角散）
㊹1948（昭和23）年（右）と1952（昭和27）年当時の
　ワダカルシューム錠のパッケージ（ワダカルシウム製薬）
㊺ミルマグの昔のパッケージ（エムジーファーマ）
㊻大草胃腸散の昔のパッケージ（大草薬品）
㊼ムヒの昔のパッケージ（池田模範堂）

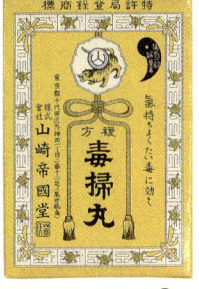

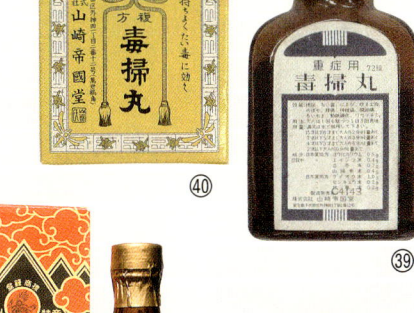

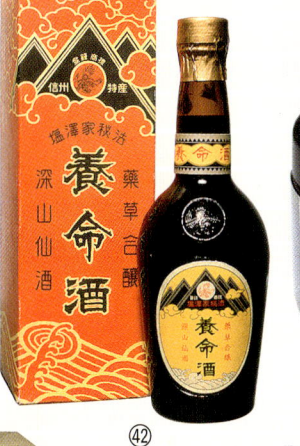

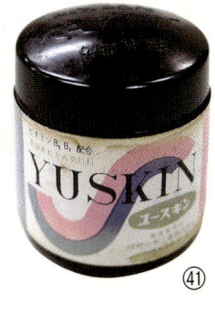

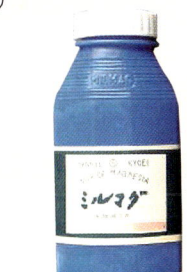

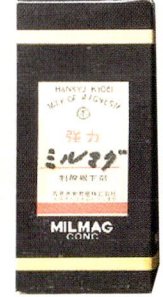

看板

家庭薬の看板の種類は、置看板、建看板、掛看板など、変化に富んでいて興味深い。薬店にとって薬の看板を多く掲げることは、信用力の高さに結びついたため、丁重に取り扱われてきたのだ。なかでも金箔を使用した金看板のきらびやかさは、家庭薬の価値の高さを象徴しているかのように思われる。

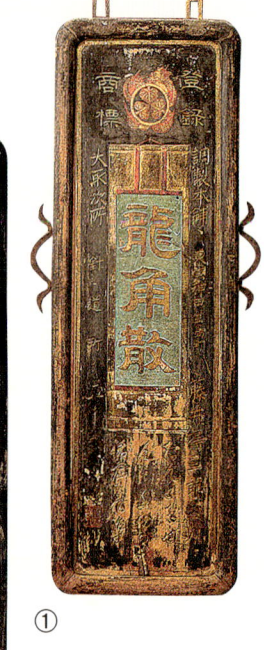

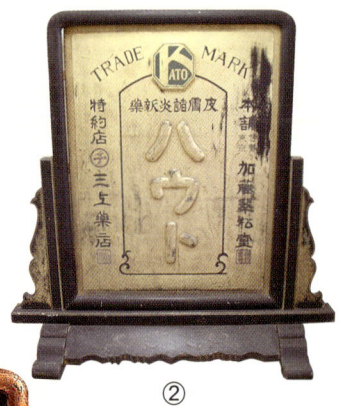

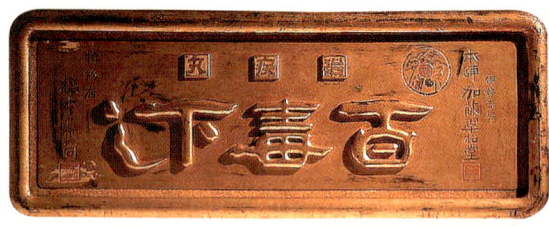

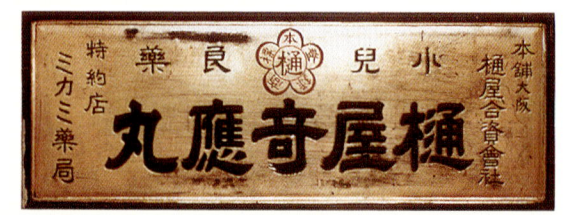

①龍角散の掛看板（龍角散）
②加藤翠松堂時代のハウトの置看板（翠松堂製薬）
③百毒下しの掛看板（翠松堂製薬）
④樋屋奇応丸の掛看板（樋屋製薬）

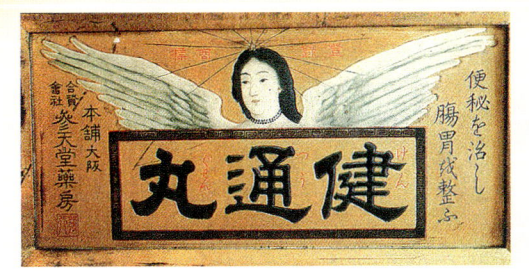

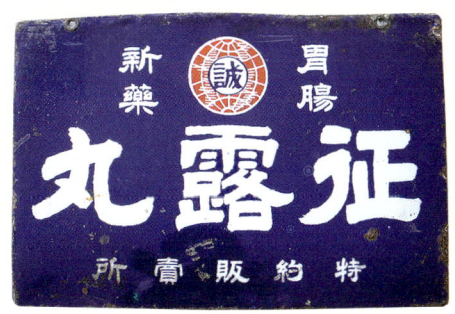

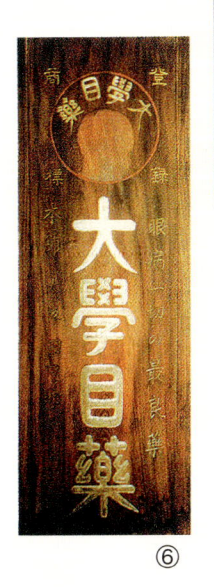

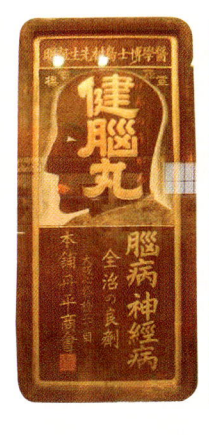

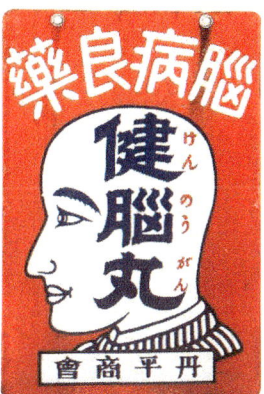

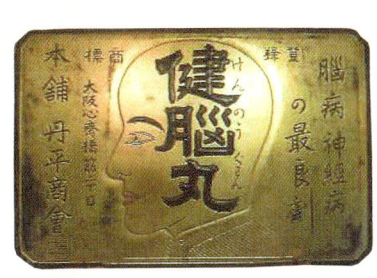

⑤ 丸薬七ふくの前身「ひゑくすり」の掛看板(七ふく製薬)
⑥ 大学目薬の掛看板(参天製薬)
⑦ 健通丸の掛看板(参天製薬)
⑧ 正露丸の前身「征露丸」の掛看板(大幸薬品)
⑨ 健脳丸の掛看板の数々(丹平製薬)

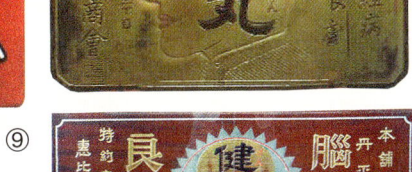

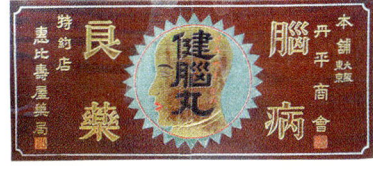

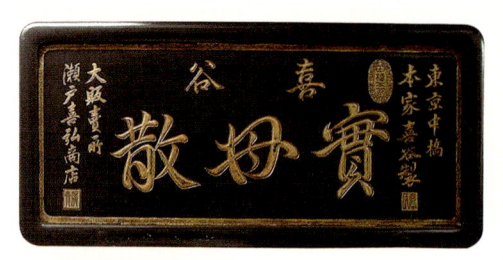

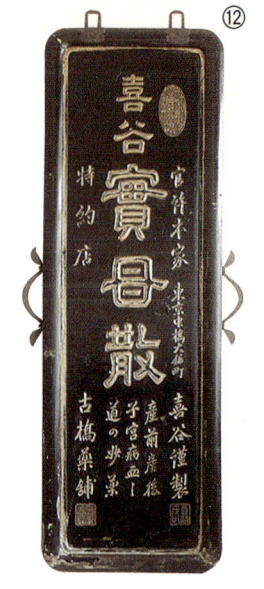

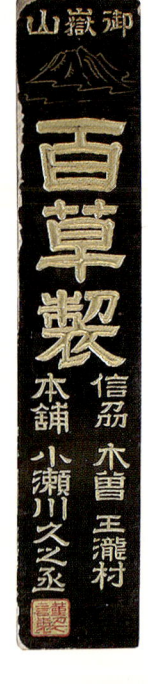

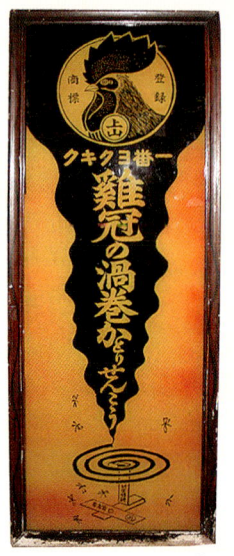

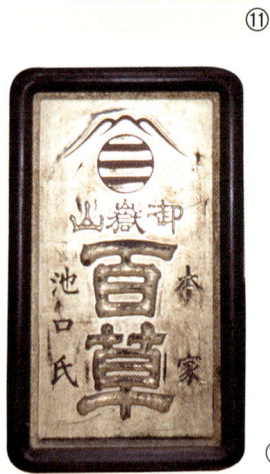

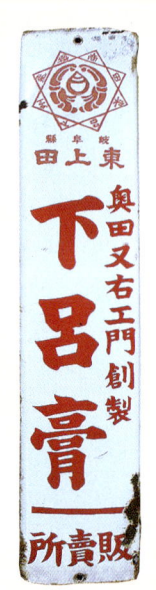

⑩下呂膏の掛看板（奥田又右衛門膏本舗）
⑪金鳥の渦巻の掛看板（大日本除虫菊）
⑫喜谷實母散の掛看板（キタニ）
⑬御岳百草丸の掛看板（長野県製薬）
⑭太田胃散の掛看板（太田胃散）

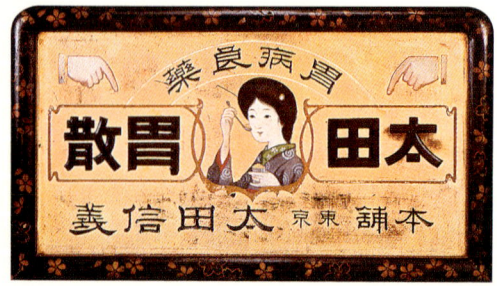

92

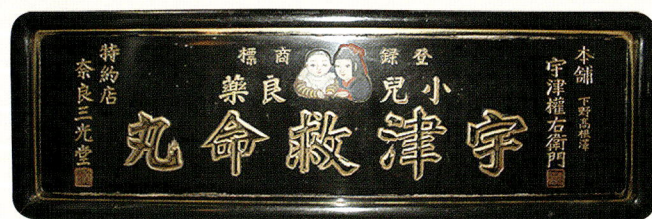

⑮宇津救命丸の掛看板（宇津救命丸）
⑯浅田飴の金看板の数々（浅田飴）
⑰浅田飴など、5社連合の掛看板（浅田飴など）

93 ● 第2章 小さな家庭薬博物館

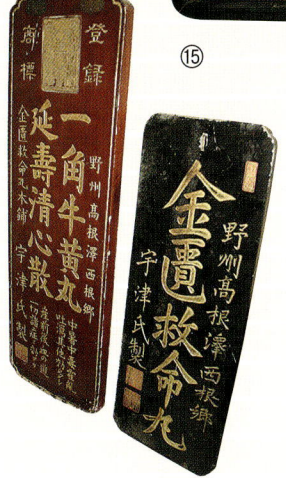

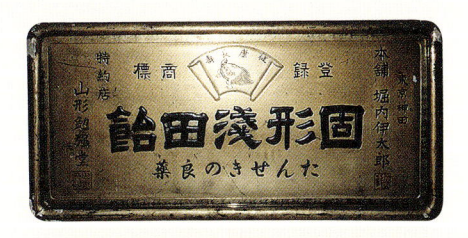

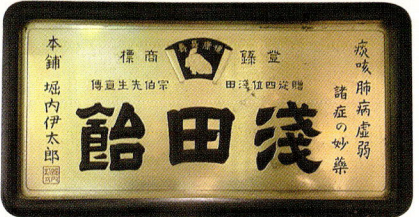

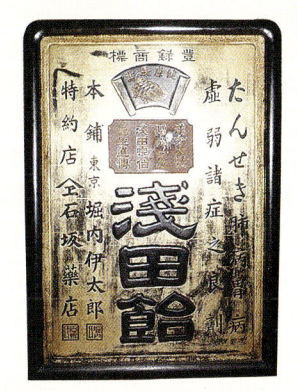

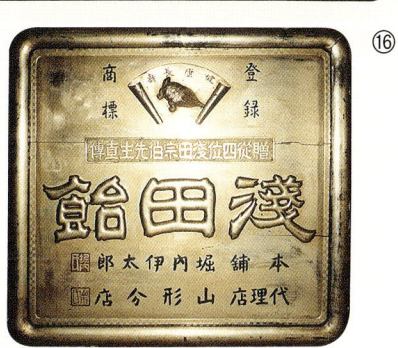

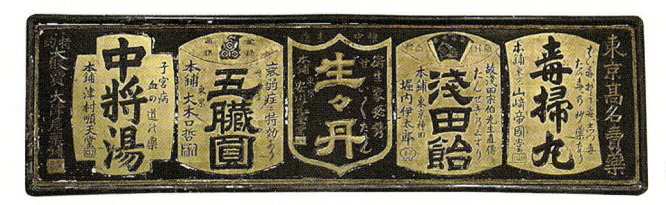

新聞・雑誌広告

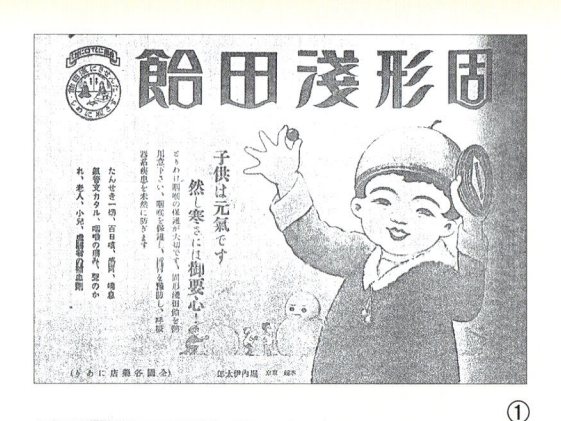

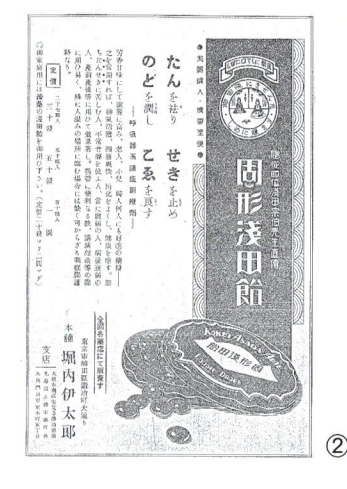

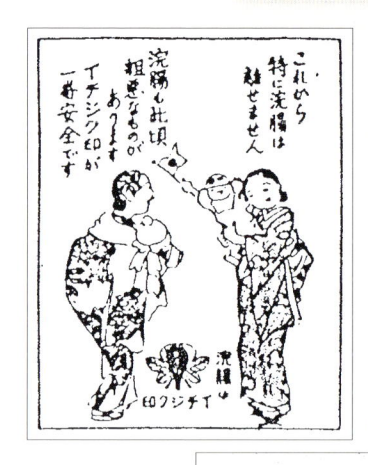

家庭薬は、積極的な広告宣伝によって、商品の認知度を高めていった。なかでも新聞広告は、戦後の中心的な宣伝媒体として活用した家庭薬企業は多い。家庭薬の新聞・雑誌広告を見てみると、どこかユーモアラスで、独特の美的センスを持っている。耳に残るキャッチフレーズも家庭薬の魅力の一つだ。

①1933（昭和8）年の固形浅田飴の雑誌広告（浅田飴）
②1932（昭和7）年の固形浅田飴の雑誌広告（浅田飴）
③イチジク浣腸の雑誌広告（イチジク製薬）
④発売当初の太田胃散の新聞広告（太田胃散）

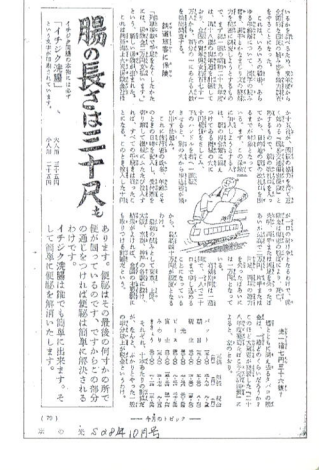

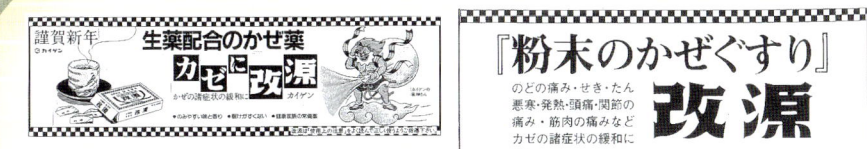

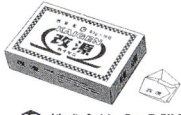

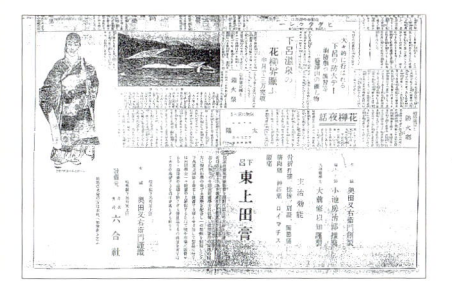

⑤改源の新聞広告（カイゲン）
⑥喜谷實母散などによる新聞の連合広告（キタニなど）
⑦1918（大正7）年の喜谷實母散の新聞広告（キタニ）
⑧下呂膏の前身である東上田膏の新聞広告（奥田又右衛門膏本舗）
⑨1933（昭和8）年のシッカロールの新聞広告（和光堂）
⑩戦後初の仁丹の新聞広告（森下仁丹）

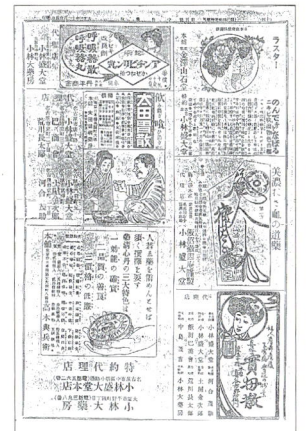

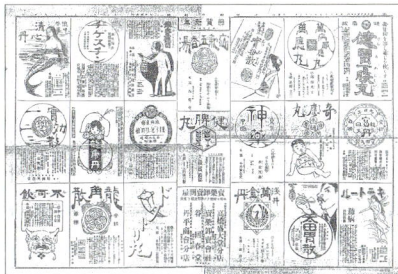

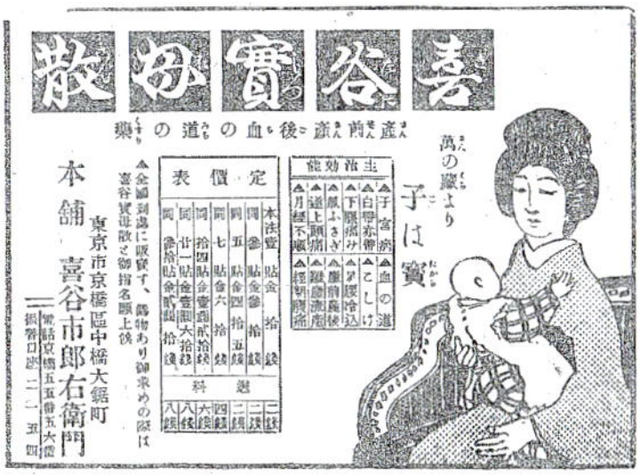

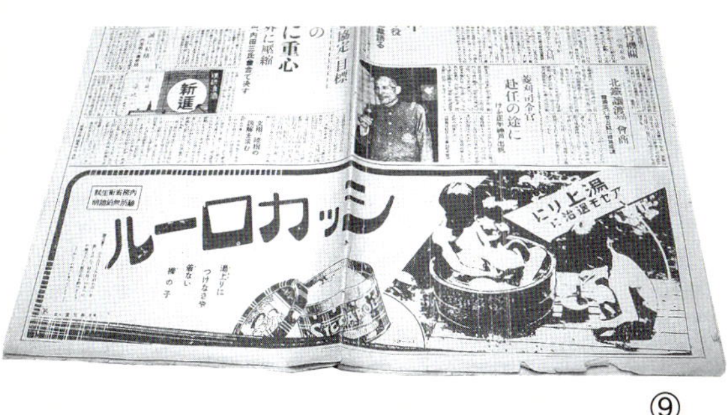

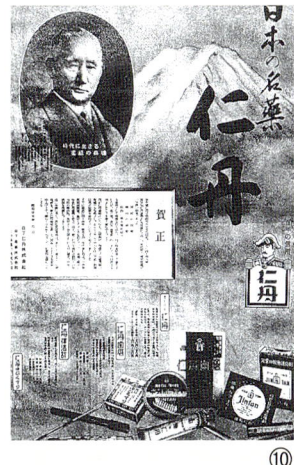

95 ● 第2章 小さな家庭薬博物館

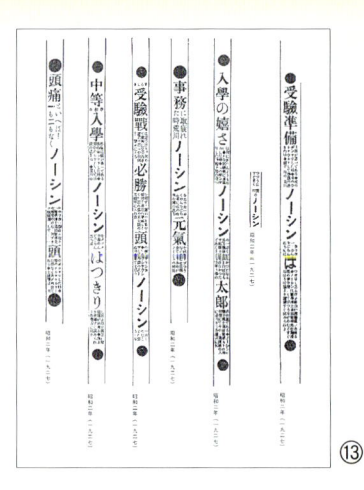

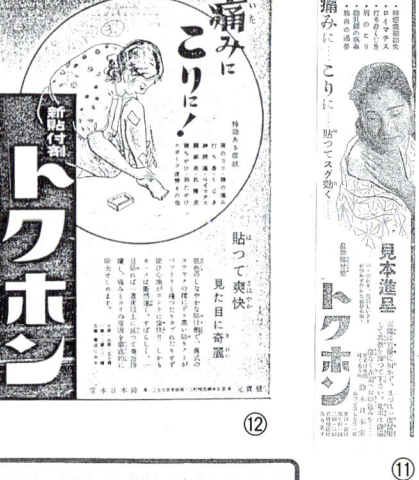

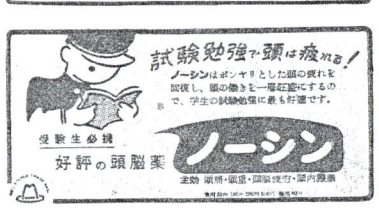

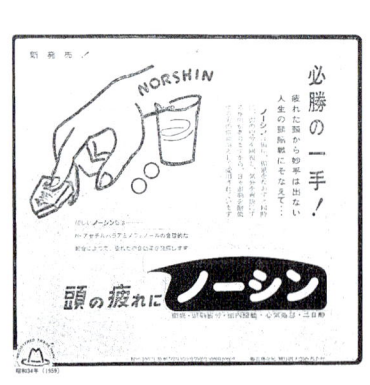

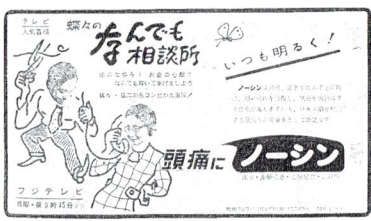

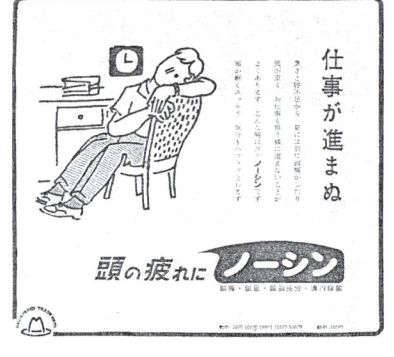

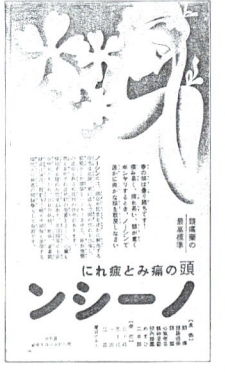

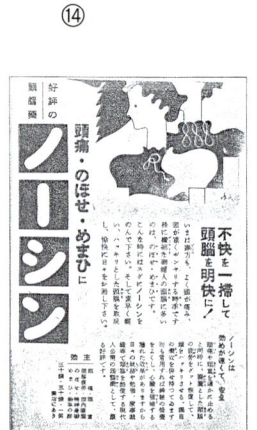

⑪1936(昭和11)年のトクホンの雑誌広告(トクホン)
⑫1938(昭和13)年のトクホンの新聞広告(トクホン)
⑬新聞の小スペースに掲載するノーシンの広告(アラクス)
⑭ノーシンの新聞広告の数々(アラクス)

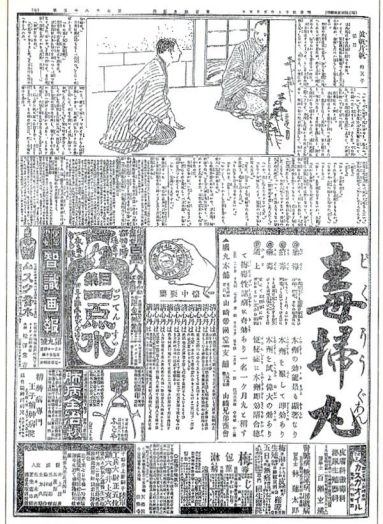

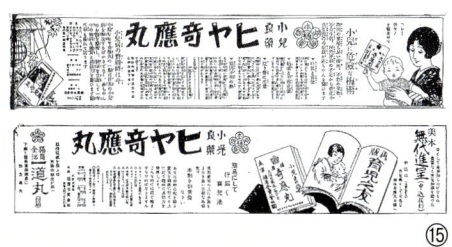

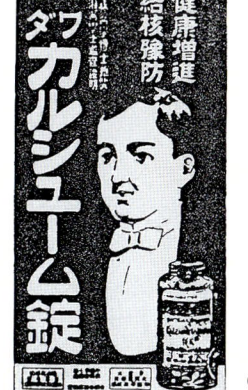

⑮樋屋奇応丸の新聞広告（樋屋製薬）
⑯複方毒掃丸の新聞広告（山崎帝國堂）
⑰1930（昭和5）年の養命酒の新聞広告（養命酒製造）
⑱龍角散の新聞広告（龍角散）
⑲ワダカルシューム錠の新聞広告（ワダカルシウム製薬）

第2章 小さな家庭薬博物館

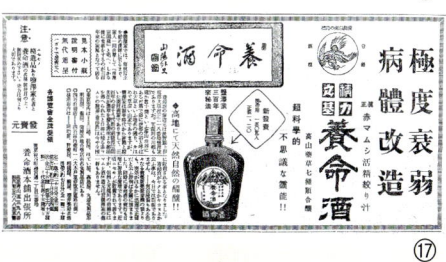

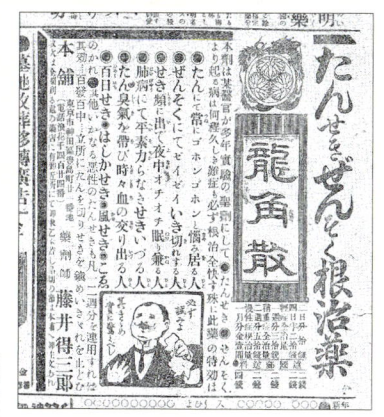

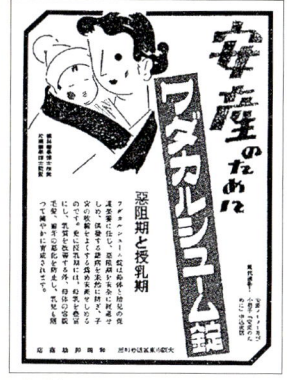

ポスター

家庭薬のポスターは、時代背景を如実に表しているものが多く、生活状況が垣間見えておもしろい。時代感覚をつかんだポスターが多いのは、生活者とともに歩んできた家庭薬の歴史の表れなのであろう。ほのぼの系、インパクト系、デザイン系など、どのポスターも味があるものばかりだ。

味抜群
喉(のど)をさわやかに!!
南天喉飴(なんてんのどあめ)
白南天・黒糖入り
常盤薬品工業株式会社

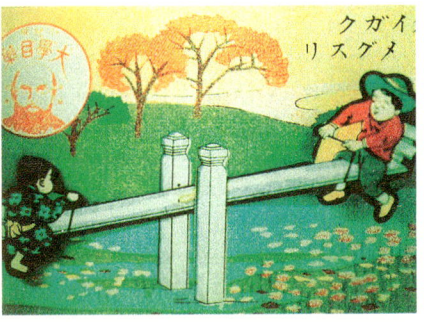

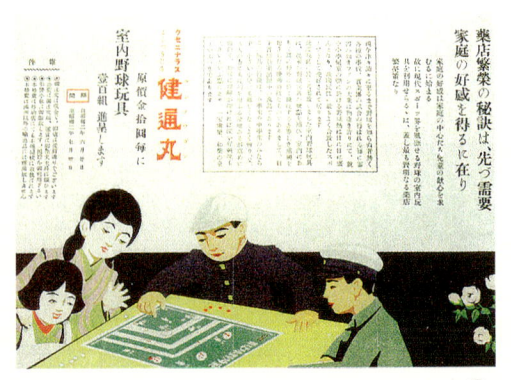

① 発売当初の南天のど飴のポスター（常盤薬品工業）
② 大学目薬の昔のポスター（参天製薬）
③ 健通丸の昔のポスター（参天製薬）

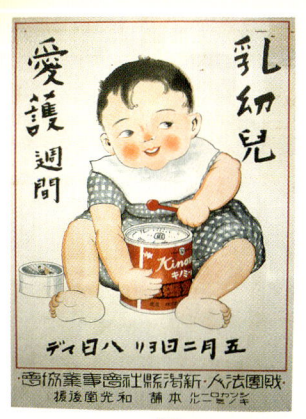

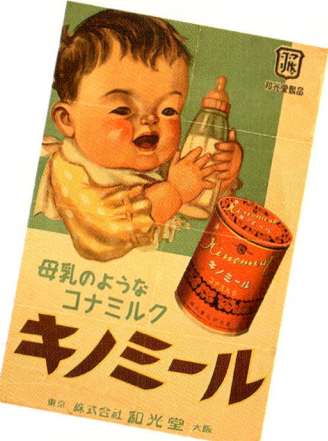

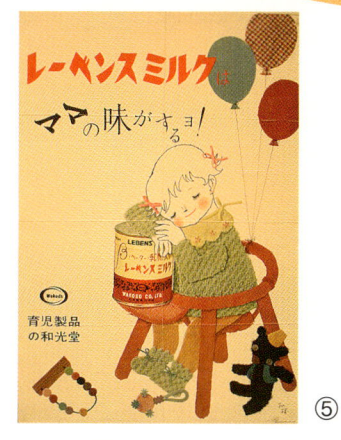

④正露丸の前身「中島正露丸」のポスター（大幸薬品）
⑤和光堂のポスターの数々（和光堂）
⑥販促用に使用されたササヘルスのポスター（大和生物研究所）

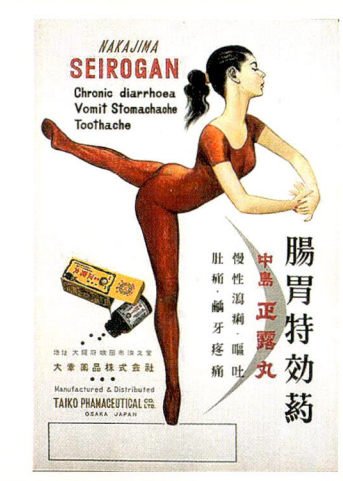

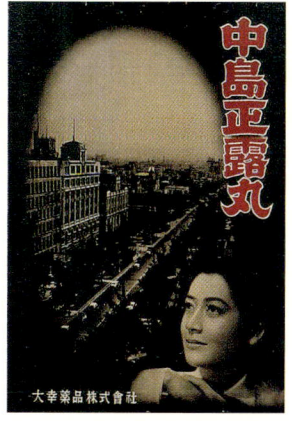

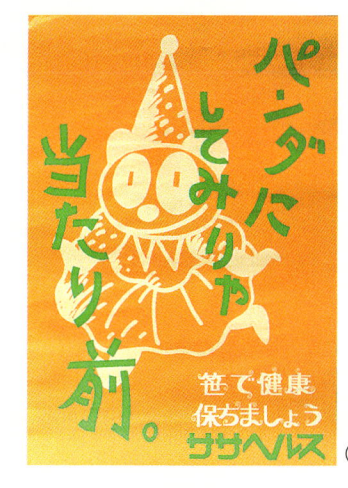

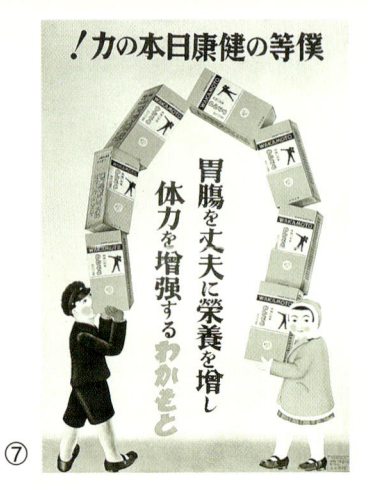

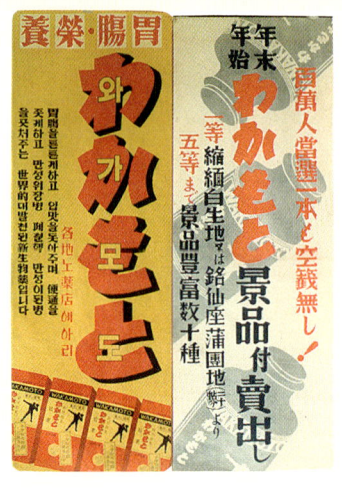

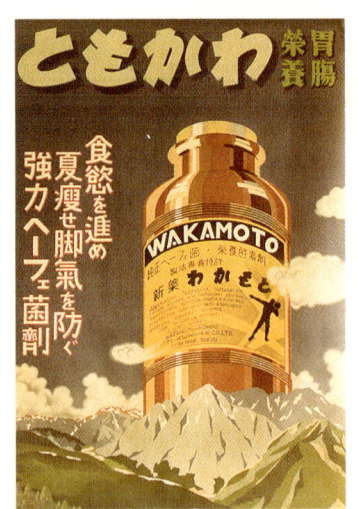

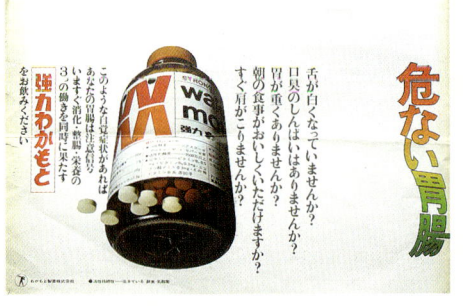

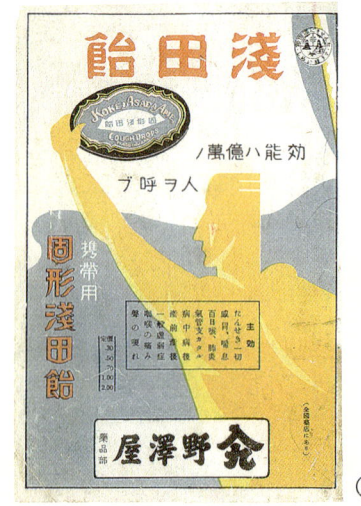

⑦強力わかもとのポスターの数々（わかもと製薬）
⑧昭和初期の浅田飴のポスター（浅田飴）

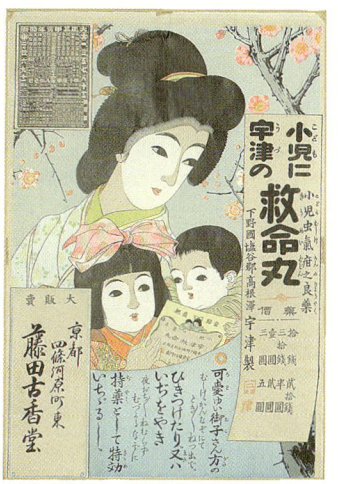

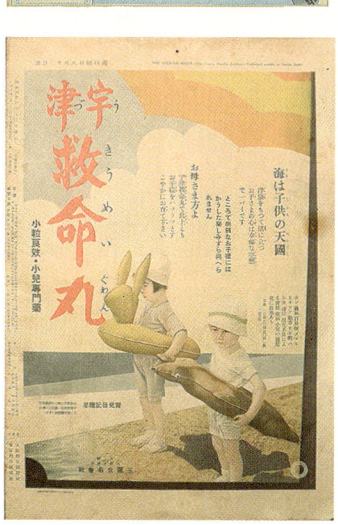

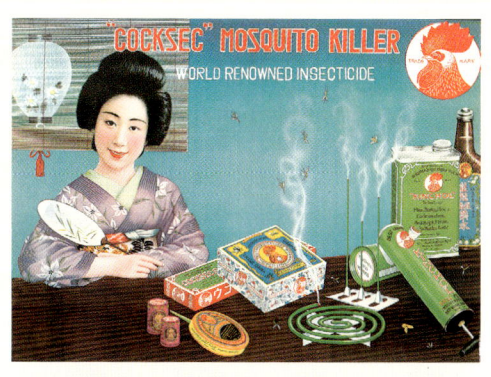

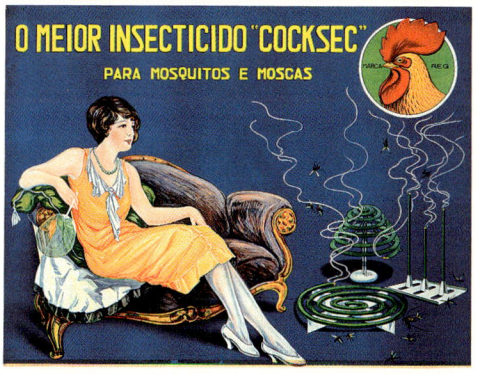

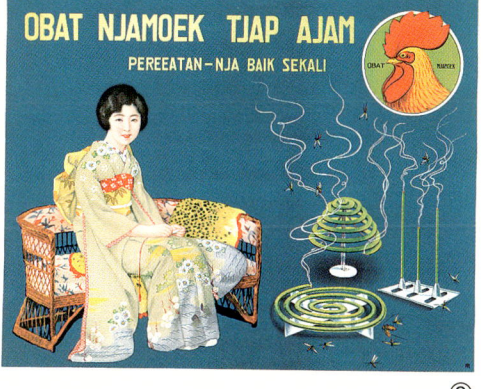

⑨金鳥の渦巻の海外向け戦前ポスター、英語版、ポルトガル語版、インドネシア語版（大日本除虫菊）
⑩宇津救命丸の昔のポスター（宇津救命丸）

多様な宣伝物

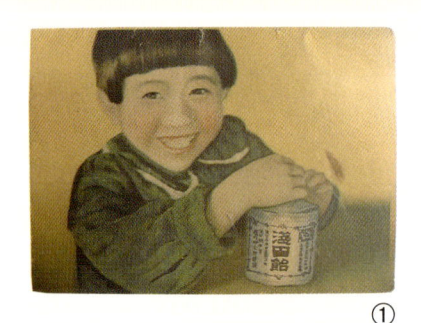

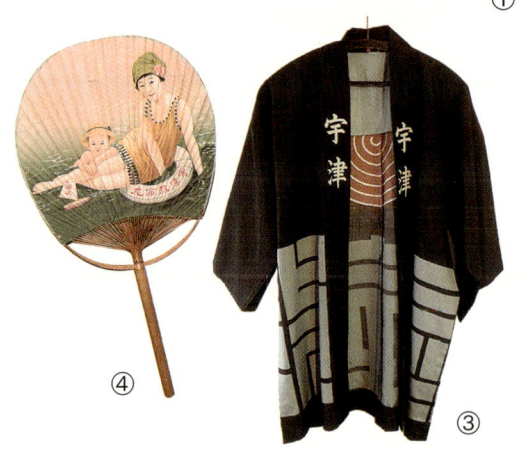

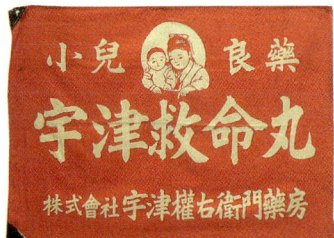

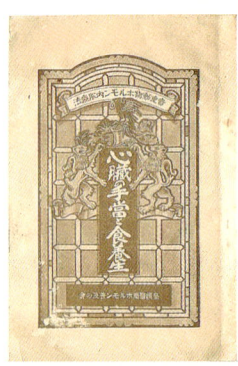

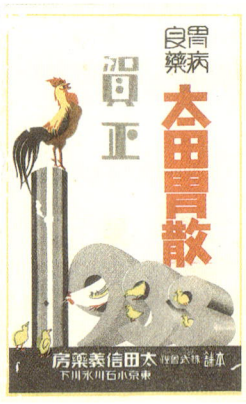

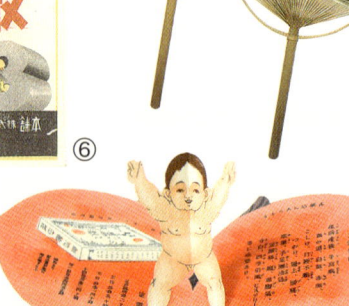

家庭薬はメジャーな媒体への宣伝だけでなく、工夫を凝らしながらさまざまな宣伝物を作成してきた。うちわ、マッチ、風呂おけ、メモ帳、カレンダーと数え上げたらきりがない。家庭薬は多様な宣伝物を通して、人々の暮らしと結びつき、生活シーンのなかで身近な存在になっていったのだ。

①浅田飴のメモ帳（浅田飴）
②宇津救命丸の旗（宇津救命丸）
③宇津救命丸の法被（宇津救命丸）
④宇津救命丸のうちわ（宇津救命丸）
⑤太田胃散のうちわ（太田胃散）
⑥太田胃散の年賀はがき（太田胃散）
⑦桃を開くと男の子が登場する喜谷實母散の販促物（キタニ）
⑧販促物として配布していた救心の小冊子（救心製薬）

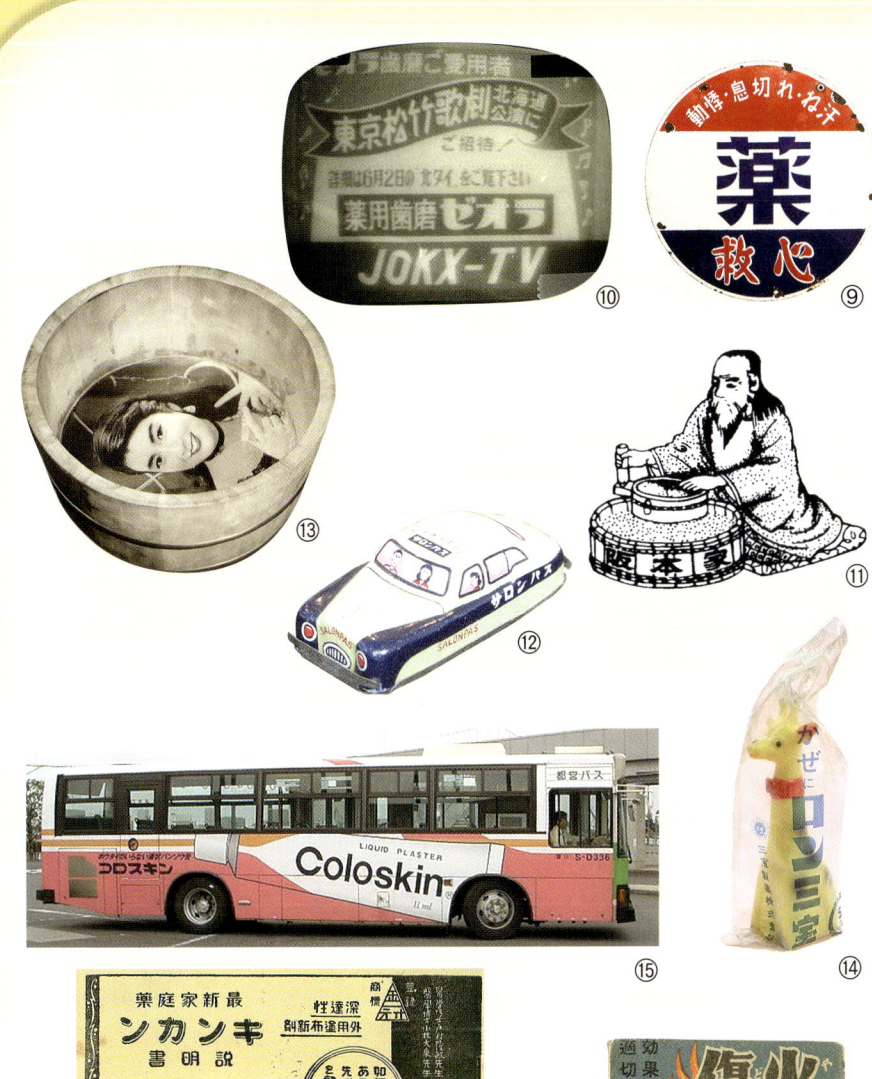

⑨昭和40年代の街頭看板（救心製薬）
⑩わかもと製薬のテレビ宣伝（わかもと製薬）
⑪阪本漢法製薬の医聖・永田徳本をモチーフにしたキャラクター（阪本漢法製薬）
⑫サロンパスのブリキカー（久光製薬）
⑬わかもと製薬の風呂おけ広告（わかもと製薬）
⑭商品を購入した際に配布された景品（三宝製薬）
⑮コロスキンのバス広告（東京甲子社）
⑯キンカンの説明書（金冠堂）
⑰薬局・薬店に配布されていたキンカンのメモ帳（金冠堂）

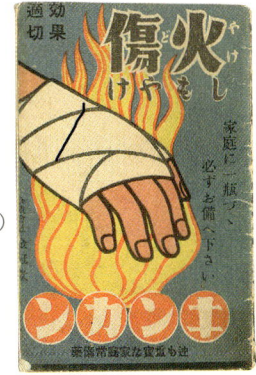

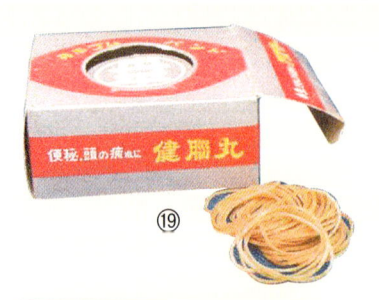

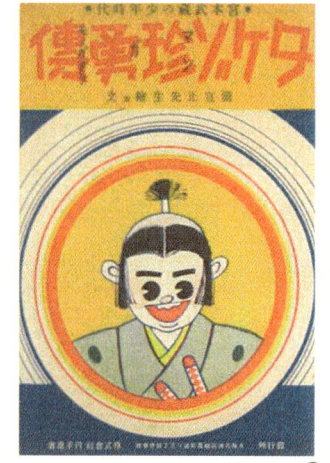

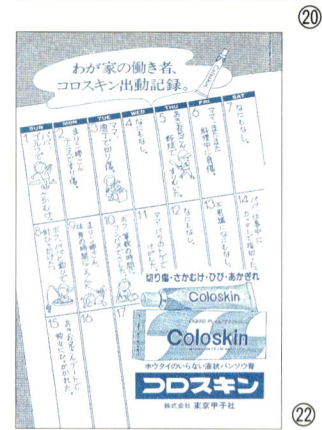

⑱健脳丸のマッチ箱（丹平製薬）
⑲健脳丸の輪ゴム（丹平製薬）
⑳今治水・健脳丸の小冊子マンガ（丹平製薬）
㉑健脳丸のうちわ（丹平製薬）
㉒薬袋広告（東京甲子社）
㉓1924（大正13）年の仁丹の規定書（森下仁丹）

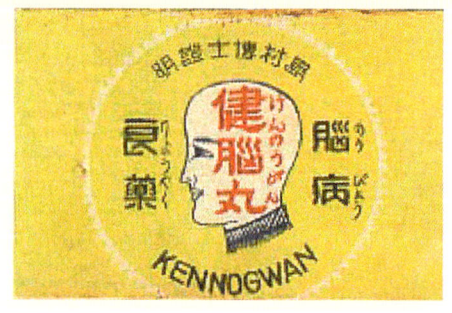

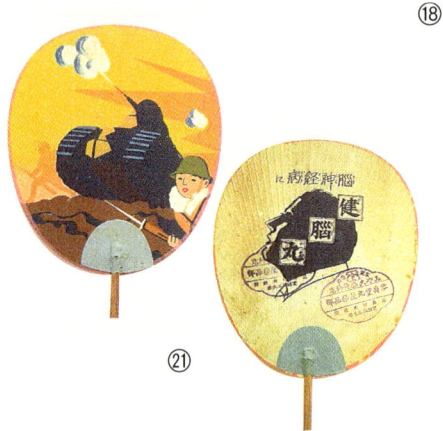

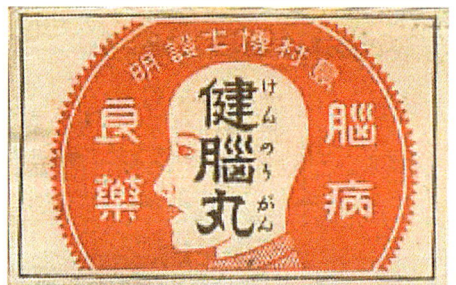

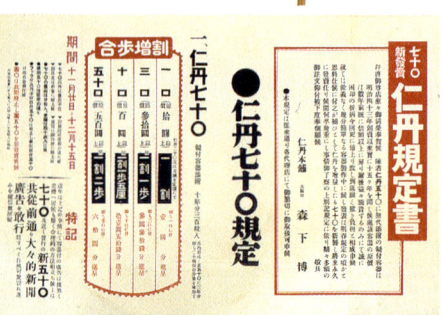

104

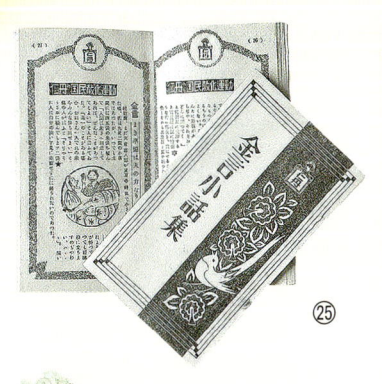

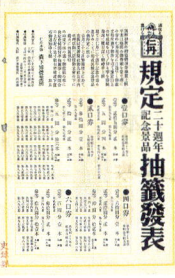

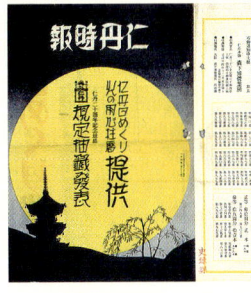

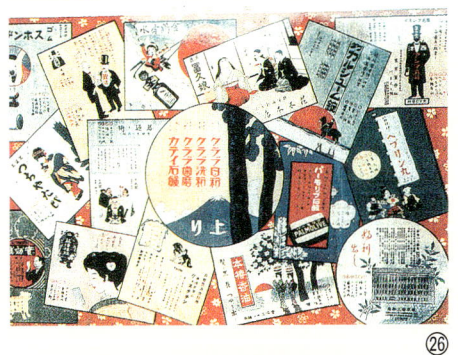

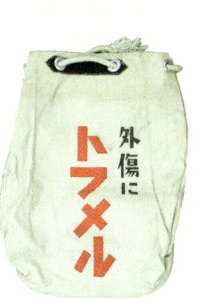

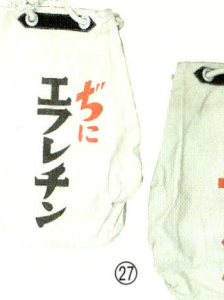

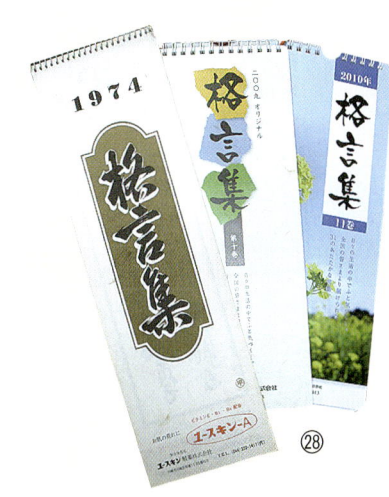

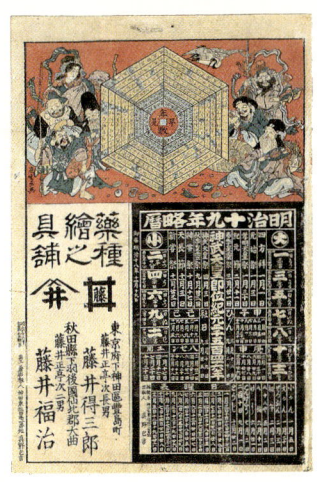

㉔仁丹時報（森下仁丹）
㉕仁丹の金言小話集（森下仁丹）
㉖参天製薬のすごろく（参天製薬）
㉗薬局・薬店に支給した販促品（三宝製薬）
㉘ユースキン製薬の格言カレンダー（ユースキン製薬）
㉙龍角散のカレンダー（龍角散）
㉚昭和30年代の和光堂のキャラクターグッズ（和光堂）

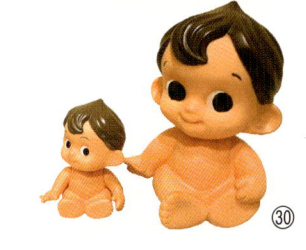

105　● 第2章 小さな家庭薬博物館

現代の広告・宣伝

家庭薬といえば"レトロ"と結びつき、どこか懐かしいものと捉えられることが多い。だが、家庭薬の最大の魅力は、現代においても生活者に愛用されている点にある。ロングセラーであり続ける由縁は、常に社会にマッチした広告戦略をとってきたからなのだ。時代感覚を持った現代の広告・宣伝は見物だ。

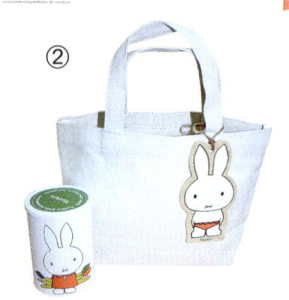

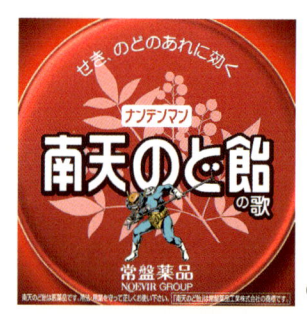

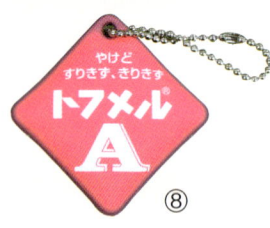

① 赤ちゃんとのお出かけをサポートする『赤ちゃん安心おでかけMAP』（ユースキン製薬）
② ユースキン製薬の消費者向け販促品（ユースキン製薬）
③ 複方毒掃丸の下敷き（山崎帝國堂）
④ 七ふく製薬のたぬきのキャラクター（七ふく製薬）
⑤ 七ふく製薬のキャラクターグッズ（七ふく製薬）
⑥ 南天のど飴の歌を作成し話題に（常盤薬品工業）
⑦ コロスキンのキャラクター（東京甲子社）
⑧ トフメルAの携帯用ストラップ（三宝製薬）

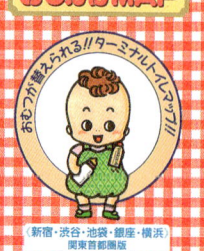

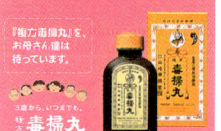

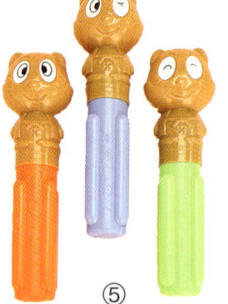

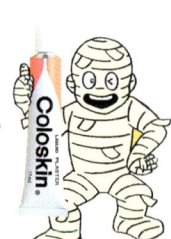

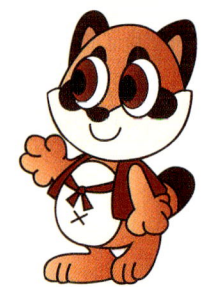

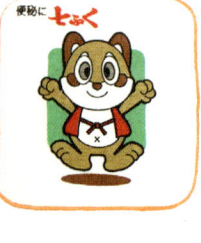

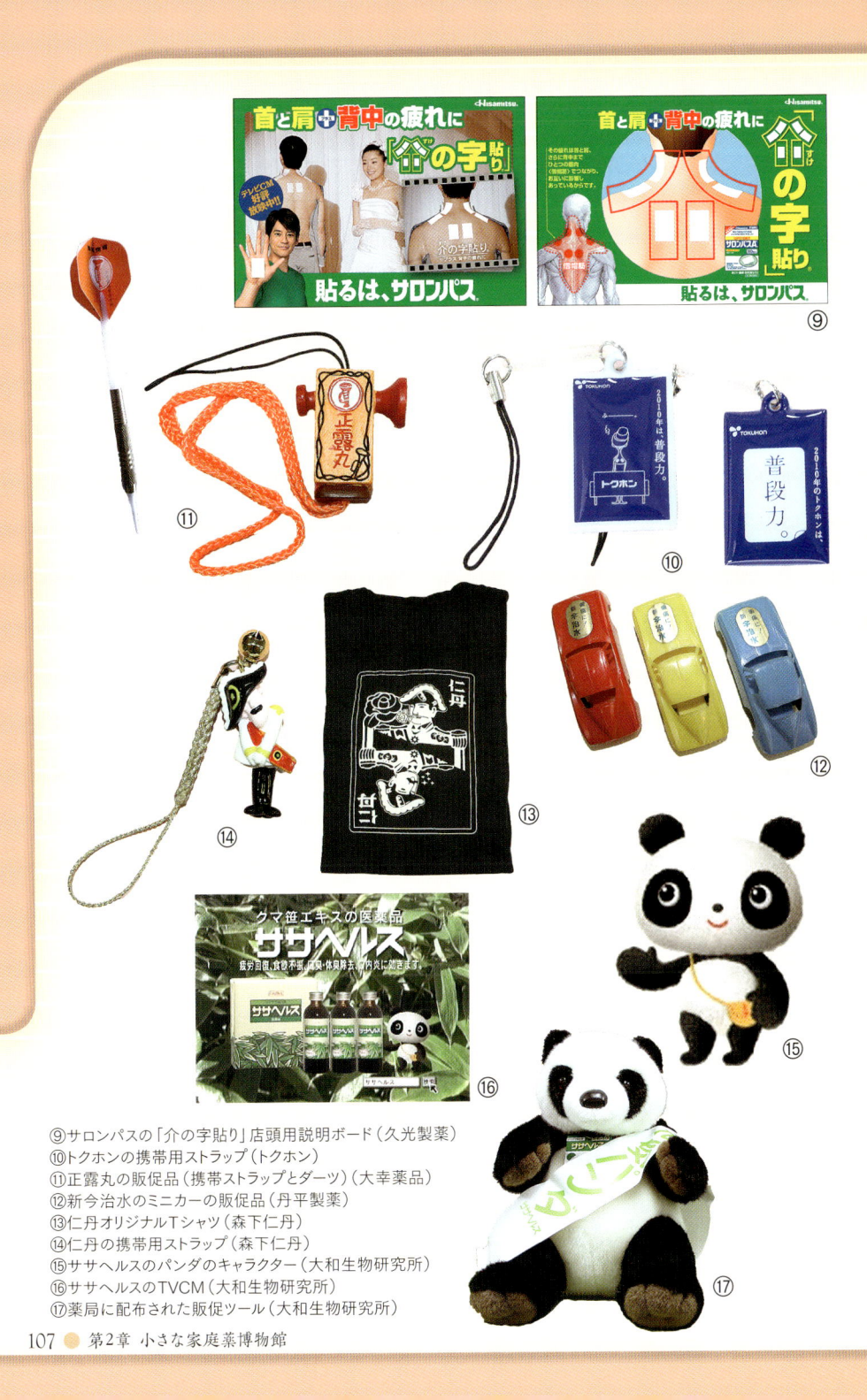

⑨サロンパスの「介の字貼り」店頭用説明ボード(久光製薬)
⑩トクホンの携帯用ストラップ(トクホン)
⑪正露丸の販促品(携帯ストラップとダーツ)(大幸薬品)
⑫新今治水のミニカーの販促品(丹平製薬)
⑬仁丹オリジナルTシャツ(森下仁丹)
⑭仁丹の携帯用ストラップ(森下仁丹)
⑮ササヘルスのパンダのキャラクター(大和生物研究所)
⑯ササヘルスのTVCM(大和生物研究所)
⑰薬局に配布された販促ツール(大和生物研究所)

第2章 小さな家庭薬博物館

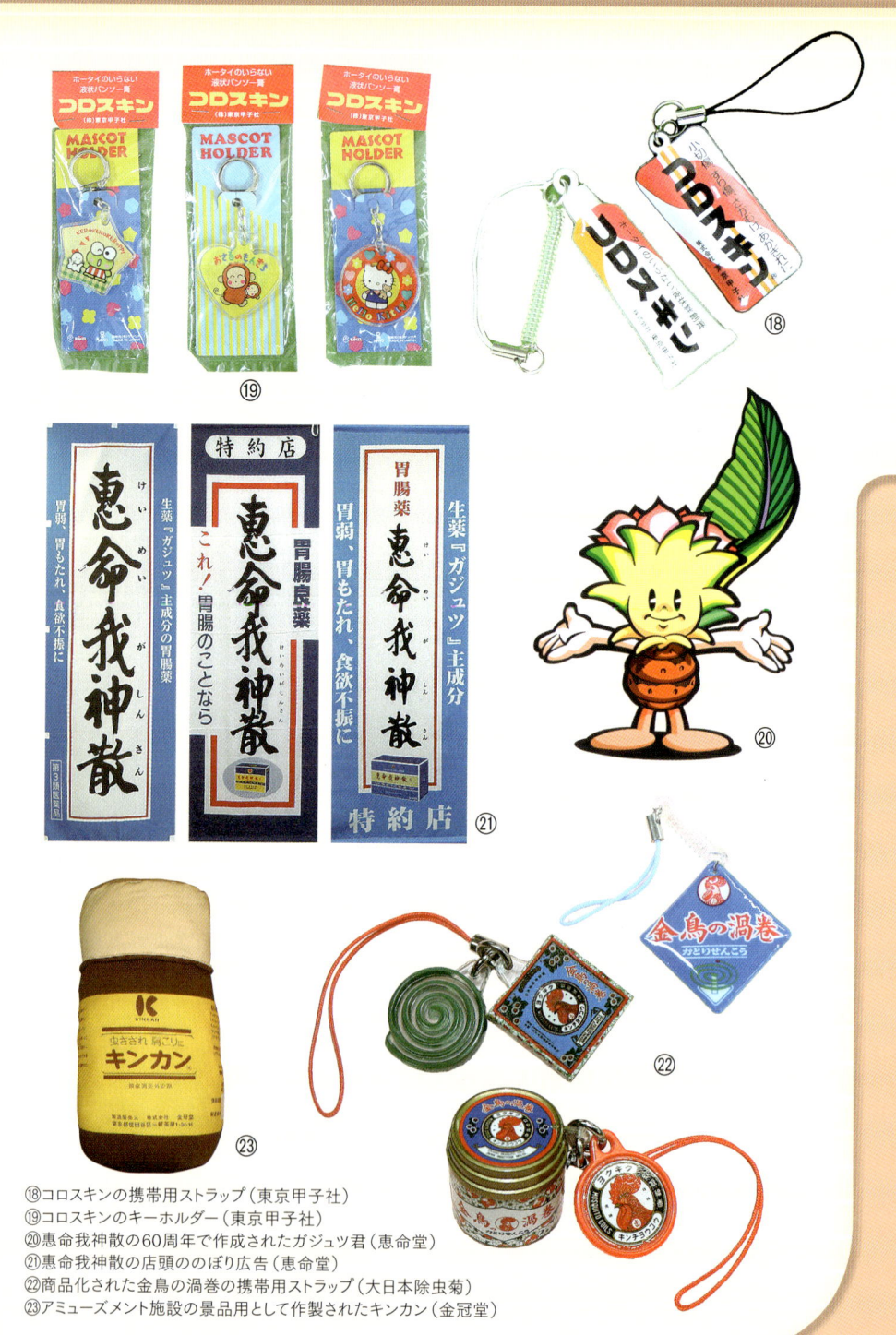

⑱コロスキンの携帯用ストラップ（東京甲子社）
⑲コロスキンのキーホルダー（東京甲子社）
⑳恵命我神散の60周年で作成したガジュツ君（恵命堂）
㉑恵命我神散の店頭ののぼり広告（恵命堂）
㉒商品化された金鳥の渦巻の携帯用ストラップ（大日本除虫菊）
㉓アミューズメント施設の景品用として作製されたキンカン（金冠堂）

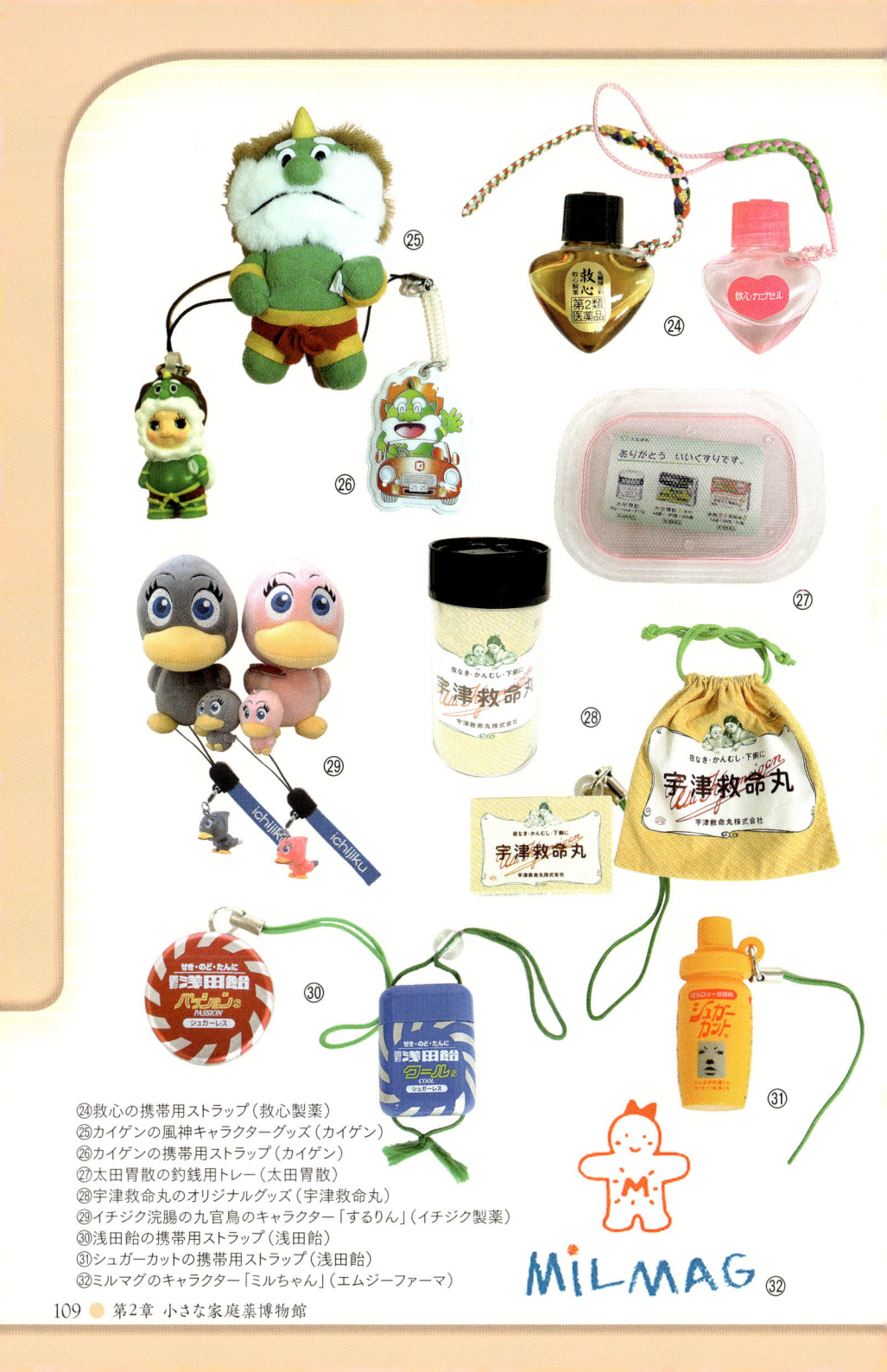

㉔救心の携帯用ストラップ（救心製薬）
㉕カイゲンの風神キャラクターグッズ（カイゲン）
㉖カイゲンの携帯用ストラップ（カイゲン）
㉗太田胃散の釣銭用トレー（太田胃散）
㉘宇津救命丸のオリジナルグッズ（宇津救命丸）
㉙イチジク浣腸の九官鳥のキャラクター「するりん」（イチジク製薬）
㉚浅田飴の携帯用ストラップ（浅田飴）
㉛シュガーカットの携帯用ストラップ（浅田飴）
㉜ミルマグのキャラクター「ミルちゃん」（エムジーファーマ）

109　●　第2章 小さな家庭薬博物館

第3章 家庭薬歴史探訪

家庭薬はいつの時代も暮らしの味方

家庭薬 History

時代を超えて現在も親しまれる身近な薬——家庭薬。

平成、昭和、大正、明治、江戸……。
どんなに時代が移り変わろうとも、家庭薬は暮らしの喜怒哀楽のなかで歴史を刻んできた。

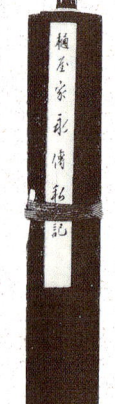

家族の健康を願う喜び。
理不尽な病に対する怒り。
愛する人を失う哀しみ。
子どもが成長する喜び。

現在も暮らしと寄り添いながら生きる家庭薬の歴史をさかのぼろう。

①

②

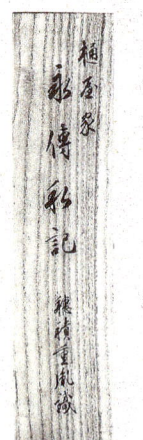

室町時代～江戸時代

年	全国家庭薬協議会会員創業・設立 ロングセラー商品発売開始年	世の中の動き
1570(元亀元)	翠松堂製薬創業	姉川の戦い(1570)
1597(慶長2)	宇津救命丸創業	関ヶ原の戦い(1600)
1598(慶長3)	和歌の浦井本薬房創業	徳川家康が江戸に幕府を開く(1603)
1611(慶長16)	ヒサヤ大黒堂創業	大坂の陣(1614～15)
1622(元和8)	樋屋製薬創業 樋屋奇応丸販売開始	長崎で絵踏始まる(1629) 島原の乱(1637)
1658(万治元)	大木製薬創業	明暦の大火(1657)
1680(延宝8)	守田治兵衛商店創業	生類憐みの令を発令(1687)
1690(元禄3)	七ふく製薬創業 陶陶酒製造創業	赤穂浪士の討ち入り(1702) 富士山の噴火(1707)
1690(元禄3)ごろ	丸薬七ふく販売開始	正徳の治開始(1709)
1713(正徳3)	キタニ創業 喜谷實母散販売開始	徳川吉宗、将軍となる(享保の改革)(1716) 享保の大飢饉(1732)
江戸時代中期	宇津救命丸販売開始	
1813(文化10)	日東製薬創業	間宮林蔵が樺太を探検(1808)
1847(弘化4)	久光製薬創業	天保の改革(1841)
1853(嘉永6)	アラクス創業	ペリー浦賀に来航、プチャーチン長崎に来航(1853)
1856(安政3)	ワダカルシウム製薬創業	日米和親条約を締結(1854)
1858(安政5)	盛大堂製薬創業	安政の大獄(1858)
江戸時代後期	日野製薬創業	

※会員の創業・設立は各社ホームページを参考。会社名とロングセラー商品は現在の名称で表記。

①永伝私記、1863年(樋屋製薬)
②永伝私記、1863年(樋屋製薬)
③塩沢宗閑翁、行き倒れていた旅の老人を救う、1590年代(養命酒製造)
④旅の老人より霊酒の秘製を伝授される。その後、養命酒と名付ける、1590年代(養命酒製造)
⑤江戸時代の能書(キタニ)

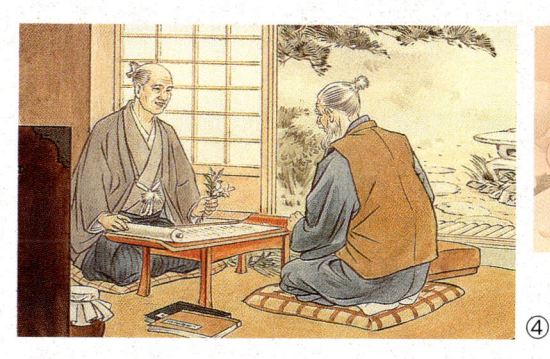

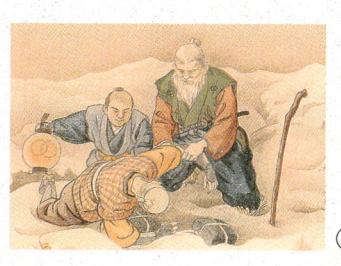

113　第3章 家庭薬歴史探訪―家庭薬はいつの時代も暮らしの味方

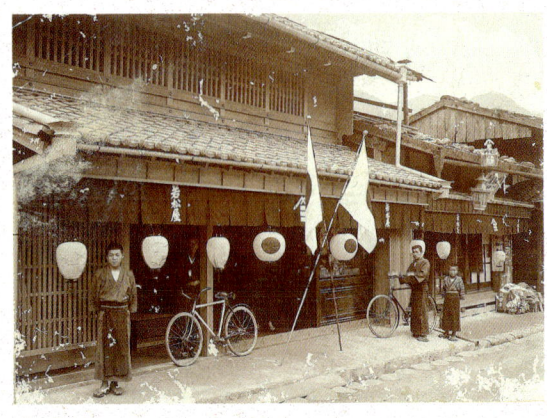

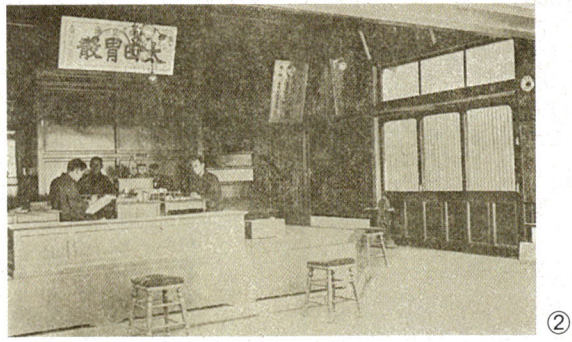

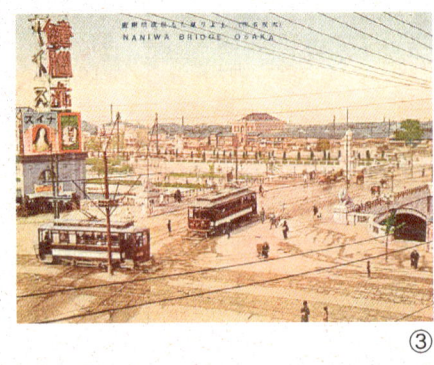

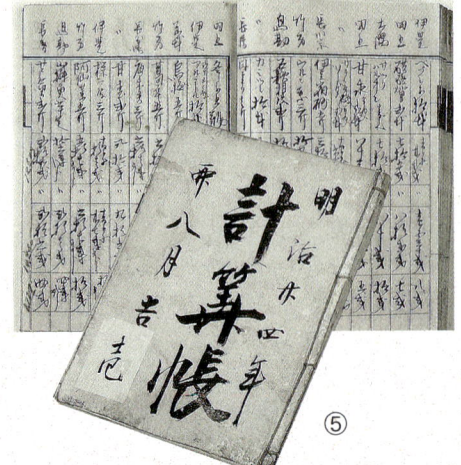

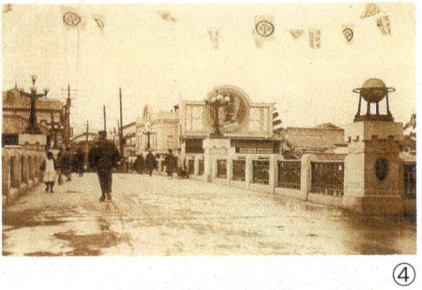

①

②

③

④

⑤

114

明治時代初期～明治時代後期

年	全国家庭薬協議会会員創業・設立 ロングセラー商品発売開始年	世の中の動き
1871（明治4）	龍角散創業 龍角散販売開始	廃藩置県の詔勅発布（1871） 郵便制度の実施（1871）
1876（明治9）	うどんや風一夜薬本舗創業	廃刀令公布（1876）
1879（明治12）	太田胃散創業 太田胃散販売開始	全国にコレラが流行（1879） 教育令公布（1879）
1885（明治18）	大日本除虫菊創業（KINCHO）	太政官制を廃し、内閣制度を採用（初代総理大臣に伊藤）（1885）
1886（明治19）	小林製薬創業	ノルマントン号事件（1886）
1887（明治20）	浅田飴創業 浅田飴販売開始	公衆用電灯点火（日本最初の営業電灯）（1887） 日本初の近代上水道の完成（1887）
1888（明治21）	山崎帝國堂創業	大日本帝国憲法公布（1889）
1890（明治23）	参天製薬創業 フマキラー創業	日本初のエレベーター設置（1890） 第1回衆議院議員総選挙（1890）
1892（明治25）	アース製薬創業 百毒下し販売開始	田中正造、足尾鉱毒事件に関する質問書を議会に提出（1891） 濃尾大地震などの影響で火災保険が人気を集める（1892）
1893（明治26）	森下仁丹創業 ツムラ創業	大阪神戸間の電話開通（1893） 日清戦争始まる（1894）
1894（明治27）	丹平製薬創業 亀田利三郎薬舗創業	京都に日本初の市電開通（1895） コレラが全国に拡大（1895）
1897（明治30）	奥田製薬創業 日の丸漢方創業 大学目薬販売開始	貨幣法公布（金本位制確立）（1897） 東京浅草にパノラマ館開館（1898） 最初の政党内閣成立（隈板内閣）（1898）
1898（明治31）	新今治水販売開始	東京上野に西郷隆盛の銅像（1898）
1899（明治32）	ロート製薬創業 玉川衛材創業	食堂車が初めて走る（1899） 治安警察法公布（1900）
1900（明治33）	横山製薬創業	上野新橋駅構内に初めて公衆電話が開設される（1900）

①明治時代の若松屋（奥田又右衛門膏本舗）
②日本橋の店内（太田胃散）
③難波橋付近。左に健脳丸の広告が見える（丹平製薬）
④広島元安橋付近。真ん中に健脳丸の広告が見える（丹平製薬）
⑤森下南陽堂創業前の計算帳、1891年（森下仁丹）
⑥手もみ製丸機（森下仁丹）
⑦1895年ごろの除虫菊乾燥機（大日本除虫菊）
⑧薬の神様の少彦名命が祀られている（翠松堂製薬）

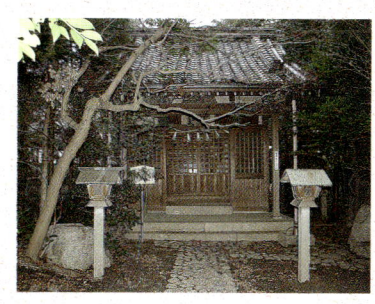

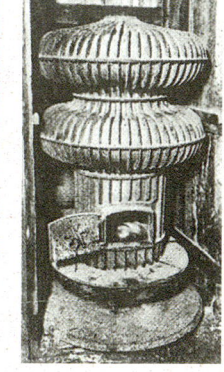

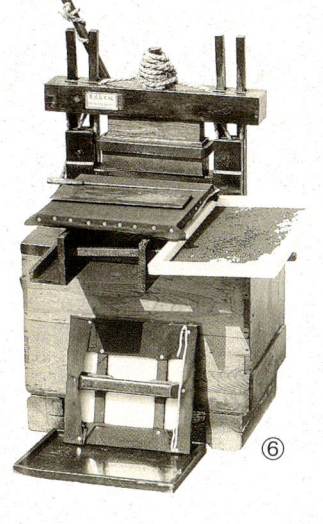

①
②
③
④
⑤
⑥
⑦

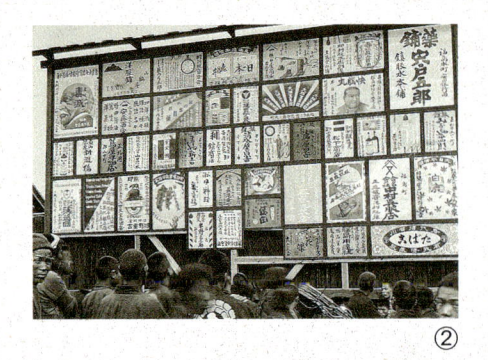

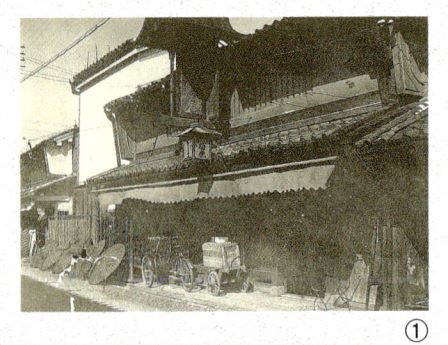

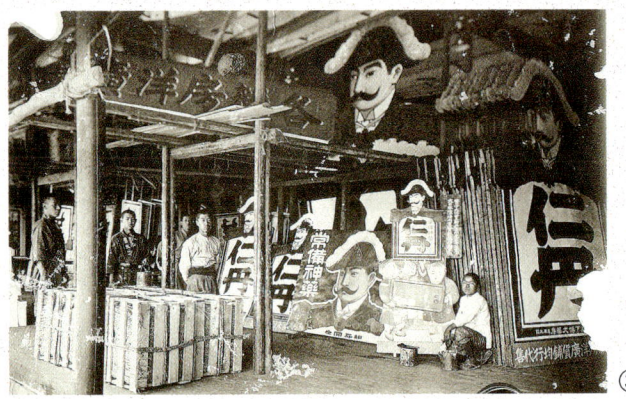

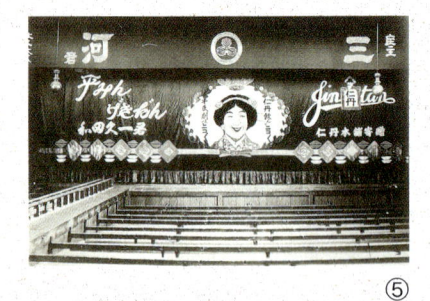

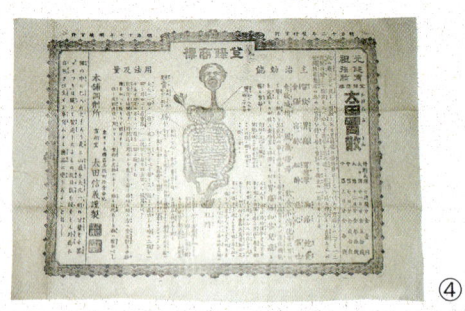

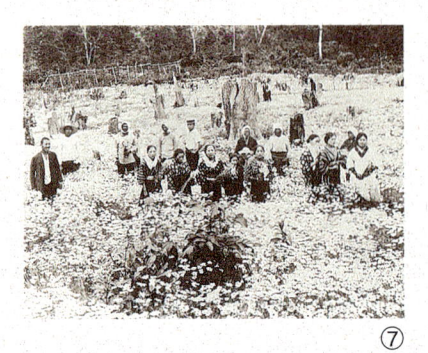

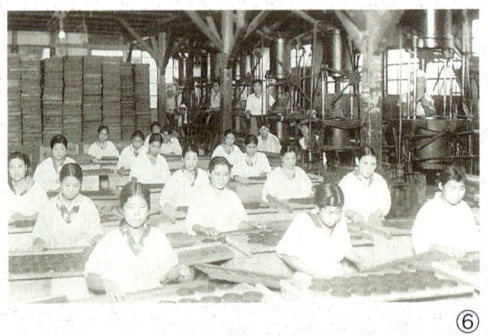

明治時代後期～大正時代中期

年	全国家庭薬協議会会員創業・設立 ロングセラー商品発売開始年	世の中の動き
1901（明治34）	トクホン創業	第1回メキシコ移民が出発（1901）
1902（明治35）	金鳥の渦巻販売開始 正露丸販売開始	日英同盟（1902） 日本初のビアガーデンを東京吾妻橋に開設（1903）
1905（明治38）	ホーユー創業 仁丹販売開始	日露戦争始まる（1904） 『大日本史』編纂の事業が完成（1906）
1906（明治39）	和光堂創業 シッカロール販売開始	東京株式相場暴落（1908） 第1回ブラジル移民が出発（1908）
1908（明治41）	加美乃素本舗創業	松屋呉服店が日本初のバーゲンセールを開催（1908）
1909（明治42）	池田模範堂創業	東京両国の国技館が開館（1909）
1910（明治43）	佐藤ライト製薬創業	東京池の端に初のアパートが完成（1910）
1911（明治44）	ワダカルシューム錠販売開始	東京帝国劇場が落成（1911）
大正初期	阪本赤まむし膏販売開始	
1913（大正2）	救心製薬創業 町田製薬創業	日本初のオリンピック参加（1912） 日本初のタクシー営業開始（1912）
1914（大正3）	イワキ創業	第一次世界大戦に参戦（1914）
1916（大正5）	原沢製薬工業創業	大戦景気で成金が続出（1915）
1917（大正6）	福井製薬創業 立石春洋堂創業	エイプリルフールがはやり始める（1916） 電気七輪アイロンストーブなどが家庭で使われはじめる（1917）
1918（大正7）	ノーシン販売開始	スペインかぜが日本でも流行（1918）
1919（大正8）	阪本漢法製薬創業 大日本除虫菊設立 小林製薬設立	パリ講和会議開催（1919） 日本初の交通信号機（木製）が設置される（1919） ハンドバッグが登場（1919）
1920（大正9）	うすき製薬創業 近江兄弟社設立	第1回東京箱根間往復駅伝競走開催（1920） 日本初のメーデーが行われる（1920）

①明治末期ごろの樋屋坂上家の店前（樋屋製薬）
②福島広告場に掲出した「毒滅（梅毒新剤）」の広告、1907年（森下仁丹）
③仁丹の看板を製作しているところ、1918年（森下仁丹）
④大正時代の能書（太田胃散）
⑤劇場へ寄贈した仁丹ニコニコ緞帳（森下仁丹）
⑥大正から昭和初期の蚊取線香工場の様子（大日本除虫菊）
⑦大正末期の北海道の除虫菊畑
　（大日本除虫菊）
⑧御嶽登山客を迎える長野・木曽
　福島駅前喫茶店（長野県製薬）

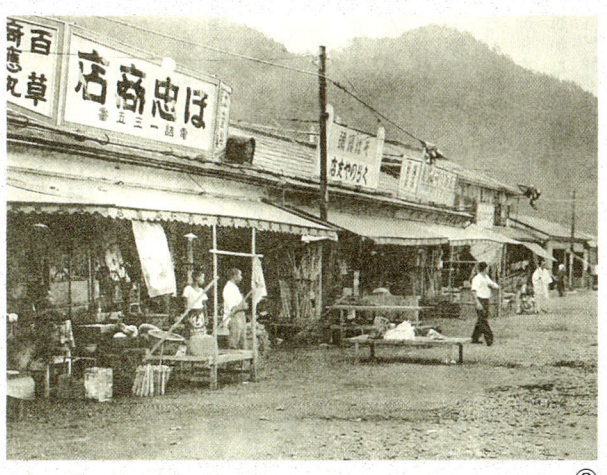

⑧

118

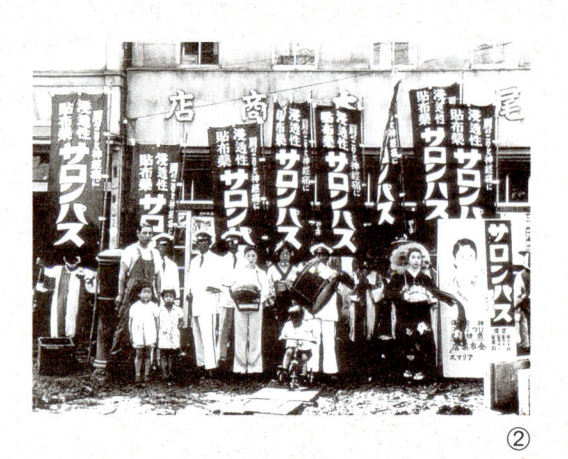

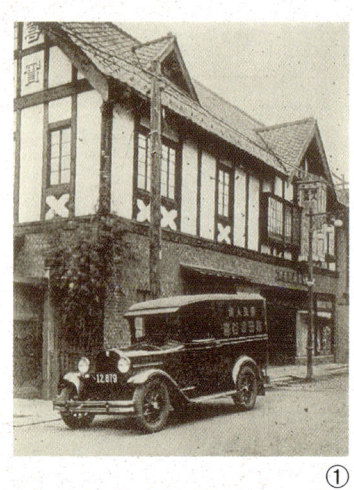

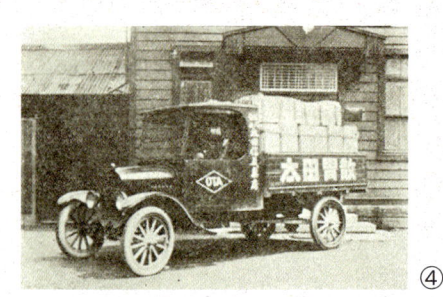

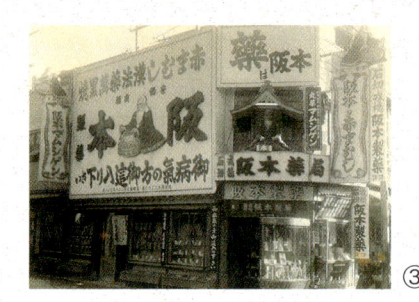

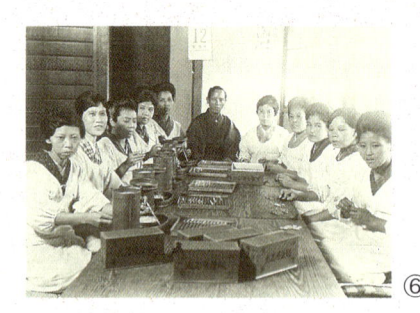

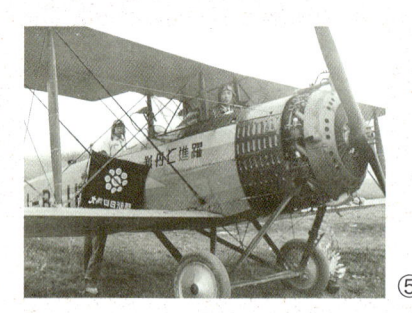

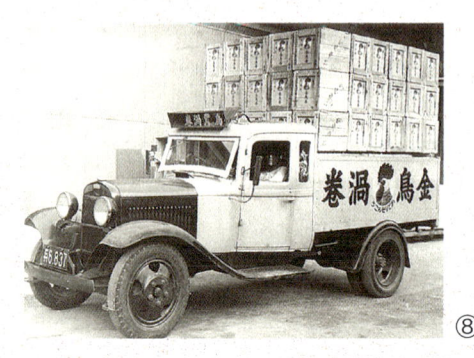

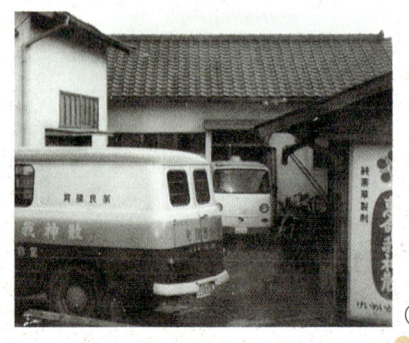

大正時代後期～昭和時代（戦前）

年	全国家庭薬協議会会員創業・設立 ロングセラー商品発売開始年	世の中の動き
1921（大正10）	翠松堂製薬設立	日本でメートル法公布（1921）
1922（大正11）	山崎帝國堂設立	平和記念東京博覧会開催（1922）
1923（大正12）	ホーユー設立 養命酒製造設立 河合製薬創業	関東大震災（1923） ホットケーキが登場（1923） 虎の門事件（1923）
1924（大正13）	カイゲン創業 改源販売開始	セーターが発売される（1924） 甲子園球場が竣工（1924）
1925（大正14）	秋山錠剤創業 イチジク製薬創業 霜鳥研究所創業 参天製薬設立 アース製薬設立 イチジク浣腸販売開始	ラジオ試験放送が開始（1925） ラジオで落語が初めて放送される（1925） ダンスが流行（1925） 日本初のネオン灯を点灯（1925） 時代劇映画ブーム（1925） オムライスが登場（1925）
1926（大正15・昭和元）	金冠堂創業 イチジク製薬設立	東京に初の自動交換電話が設置（1926） 郵便年金開始（1926）
1929（昭和4）	わかもと製薬創業・設立 トフメルA販売開始 強力わかもと販売開始	本格的ターミナルデパートが大阪梅田に開店（1929） 世界恐慌の始まり（1929） 特売が日常的に行われる（1929）
1930（昭和5）	キンカン販売開始	入浴剤が発売される（1930）
1931（昭和6）	大草薬品創業 宇津救命丸設立	「ラジオ体操の歌」放送開始（1931） 満州事変（1931）
1932（昭和7）	三宝製薬創業 サンスター創業	京都で日本初のトロリーバスが走る（1932） チャップリン来日（1932）
1933（昭和8）	北海道水産工業創業 恵命堂創業 恵命我神散販売開始 トクホン販売開始	日本が国際連盟を脱退（1933） 東京で「東京音頭」が流行（1933） 日本初のジャズ喫茶が開店（1933） ヨーヨーが流行（1933）
1934（昭和9）	奥田又右衛門膏本舗創業 田村薬品工業創業 サロンパス販売開始	忠犬ハチ公の銅像が建立（1934） 室戸台風が大阪に上陸（1934） パーマが普及（1934）
1935（昭和10）	摩耶堂製薬創業・設立 啓芳堂製薬創業 田村治照堂創業	おもちゃの指輪がはやる（1935） 第1回芥川賞直木賞が発表（1935） 初の年賀郵便用切手が発行される（1935）
1936（昭和11）	丹平製薬設立 ツムラ設立 森下仁丹設立	初の職業野球試合（1936） 日本初のロードショー（1936） 列車の車内販売が始まる（1936）
1937（昭和12）	盛大堂製薬	日中戦争が始まる（1937）
1938（昭和13）	御岳百草丸販売開始	国家総動員法が公布（1938）
1939（昭和14）	三宝製薬設立 立石春洋堂設立	第二次世界大戦勃発（1939） 日の丸弁当が登場（1939）
1941（昭和16）	イワキ設立 エーザイ設立	太平洋戦争が始まる（1941） 防空ずきん、もんぺなど非常時服装が目立つ（1941）
1943（昭和18）	日東製薬設立 河合製薬設立 長野県製薬創業 金冠堂設立 樋屋製薬設立 報国製薬創業 東京甲社創業・設立 コロスキン販売開始	戦時代用食「芋パン」が登場（1943） 日本初の集団見合い（1943） 出陣学徒の壮行会（1943） 野球用語の日本化（1943） カイロ宣言を発表（1943） 学童の縁故疎開を促進（1943） 替え歌が流行（1943） 硫黄マッチが登場（1944）
1944（昭和19）	原沢製薬工業設立 亀田利三郎薬舗設立	第二次世界大戦終戦（1945） 米軍が東京に進駐（1945）

①関東大震災後、1927年開業移転店舗（キタニ）
②函館でのサロンパスの宣伝風景、1936年（久光製薬）
③にぎやかな看板が特徴の阪本漢法製薬の店舗（阪本漢法製薬）
④東京・小石川の旧事務所前、1921年（太田胃散）
⑤熊本飛行場での仁丹号、1936年（森下仁丹）
⑥昭和初期の女子従業員たち（樋屋製薬）
⑦熊本・人吉の旧工場（恵命堂）
⑧蚊取線香の出荷風景（大日本除虫菊）

120

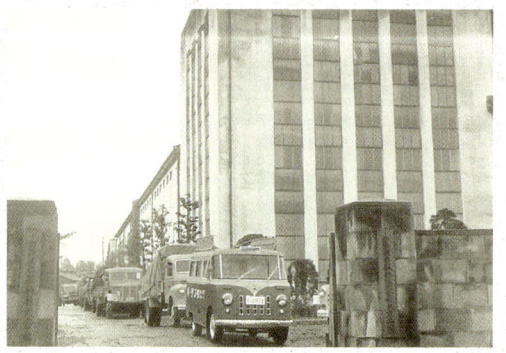

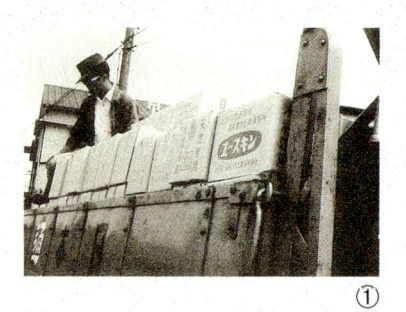

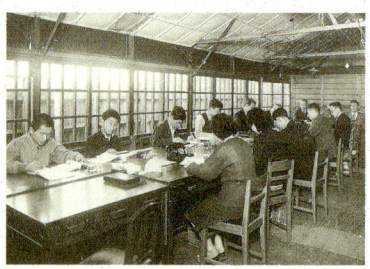

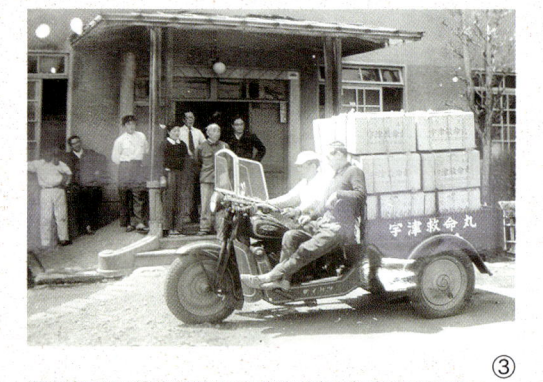

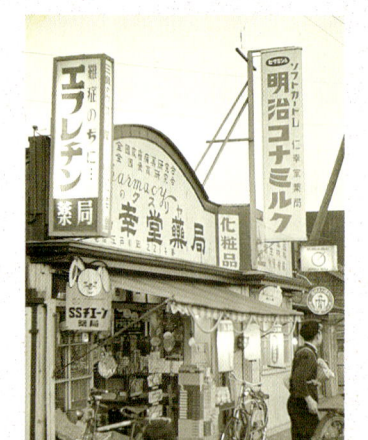

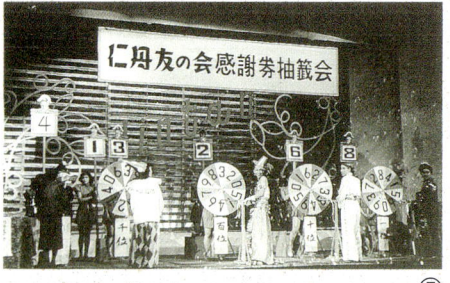

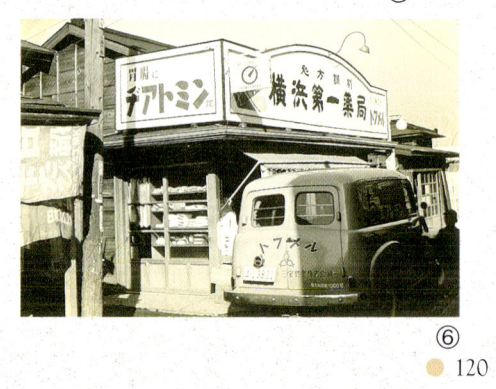

昭和時代（戦後）

年	全国家庭薬協議会会員創業・設立 ロングセラー商品発売開始年	世の中の動き
1946（昭和21）	秋山錠剤設立 常盤薬品工業創業 大幸薬品設立	東京で紙芝居が復活（1946） 日本国憲法公布（1946） 「サザエさん」が『朝日新聞』で連載開始（1946）
1947（昭和22）	横山製薬設立 日野製薬設立 剤盛堂薬品創業	昭和最高のベビーブーム（1947） キャスリーン台風が関東地方に水害をもたらす（1947） 宝くじの販売（1947）
1948（昭和23）	啓芳堂製薬設立 町田製薬設立 七ふく製薬設立 双葉工業設立 田村薬品工業設立 田村治照堂設立 トクホン設立 霜鳥研究所設立 米田薬品創業 池田模範堂設立 ワダカルシウム製薬設立	電気パーマが流行（1948） 母子手帳の配布開始（1948） サマータイムが導入される（1948） 帝銀事件（1948） 美空ひばりがデビュー（1948） プロ野球で初ナイター（1948） 生活必需品111種の価格統制が撤廃（1948） 小倉市で初競輪（1948） 東京裁判（1948） 東京新宿に歌舞伎町ができる（1948） 昭和電工疑獄事件（1948）
1949（昭和24）	常盤薬品工業設立 白石薬品創業 オーヤラックス創業 アイフ製薬設立 ゼネル薬品工業創業 ロート製薬設立 大東製薬工業創業 薬用養命酒販売開始	国立大学69校を各都道府県に設置（1949） 1ドル360円レート、実施（1949） 下山事件（1949） 古橋広之進、全米水上選手権大会で世界新を連発（1949） 湯川秀樹、ノーベル物理学賞を受賞（1949） お年玉付き年賀はがきが初めて販売される（1949） 穴のあいた5円玉が発行（1949） 法隆寺の金堂炎上（1949）
1950（昭和25）	キタニ設立 十八条藻井生々堂創業 うどんや風一夜薬本舗設立 大洋薬品工業設立 サンスター設立 フマキラー設立 救心製薬設立	1000円札発行（1950） 朝鮮戦争が始まる（1950） 警察予備隊令公布（1950） 大阪駅高架下に、「新梅田食道街」がオープン（1950） 朝鮮戦争の影響で金属類が値上がる（1950） 大企業に定期昇給制度の導入が始まる（1950） 特需景気（1950）

①ユースキンの特売出荷風景（ユースキン製薬）
②「わかもと」特売出荷の様子、昭和20年代（わかもと製薬）
③オート三輪トラックによる出荷風景、1949年（宇津救命丸）
④樋屋製薬の事務所、1949年（樋屋製薬）
⑤1950年に発足した「仁丹友の会」の抽選会（森下仁丹）
⑥トフメルの宣伝カー（三宝製薬）
⑦昭和30年代の三宝チェーン（三宝製薬）
⑧市電にあった広告（わかもと製薬）

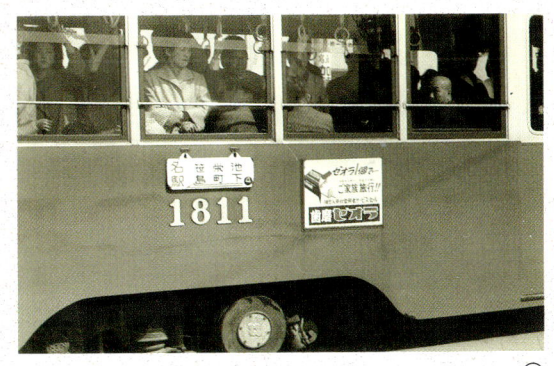

122

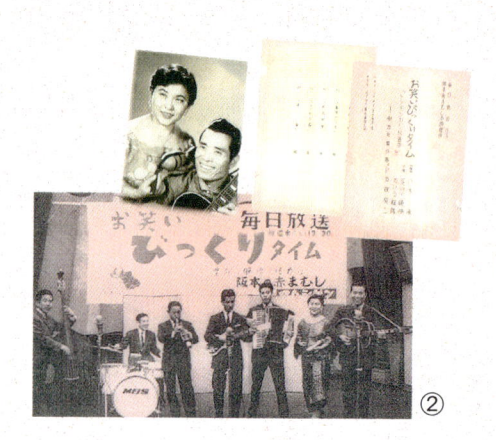

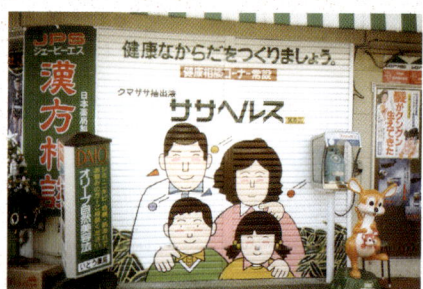

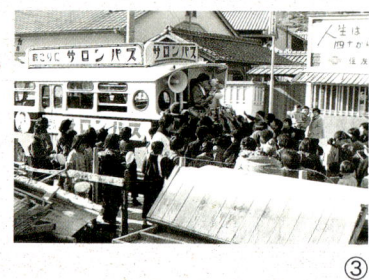

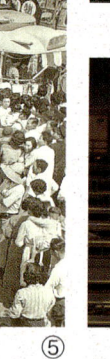

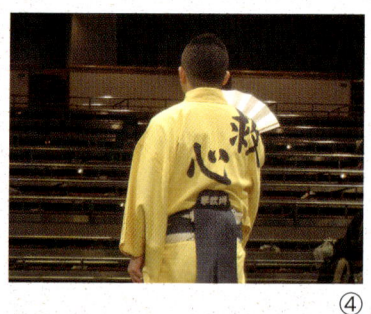

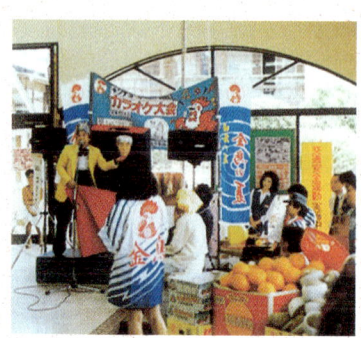

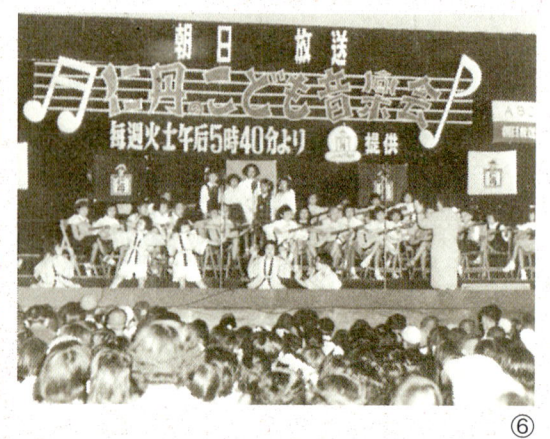

昭和時代（戦後）～平成時代

年	全国家庭薬協議会会員創業・設立 ロングセラー商品発売開始年	世の中の動き
1951（昭和26）	大東製薬工業設立 奥田製薬設立	サンフランシスコ講和会議開催（1951） パチンコが全国で流行（1951）
1952（昭和27）	ノーエチ薬品創業 日廣薬品創業・設立	日航機が大島三原山に墜落（1952） 十勝沖地震発生（1952）
1953（昭和28）	和光堂設立 加美乃素本舗設立	街頭テレビが人気（1953） バカヤロー解散（1953）
1954（昭和29）	玉川衛材設立	電気洗濯機、冷蔵庫、掃除機が「三種の神器」と呼ばれる（1954）
1955（昭和30）	ユースキン製薬創業	神武景気が始まる（1955）
1956（昭和31）	恵命堂設立 大草薬品設立 長倉製薬創業	週刊誌ブーム（1956） 日本住宅公団、入居者募集を開始（1956） 「もはや戦後ではない」が流行（1956）
1957（昭和32）	剤盛堂薬品設立 佐藤ライト製薬設立 チベン製薬創業・設立 ユースキンA販売開始	なべ底不況が始まる（1957） 東京都の人口が世界一に（1957） ロックンロールが人気（1957） 日活映画が人気（1957）
1958（昭和33）	守田治兵衛商店設立	東京タワー完工式（1958）
1960（昭和35）	イスクラ産業設立 無臭元工業創業 ノーエチ薬品設立	トランジスタテレビが発売（1960） チリ地震津波襲来（1960） インスタントラーメンが登場（1960）
1962（昭和37）	信州製薬設立	テレビ放送が全日放送となる（1962）
1963（昭和38）	オーヤラックス設立	日本初の高速道路（名神高速道路）が開通（1963）
1964（昭和39）	阪本漢法製薬設立	第18回オリンピック東京大会開催（1964）
1965（昭和40）	和漢薬研究所設立	いざなぎ景気が始まる（1965）
1966（昭和41）	陶陶酒製造設立	ザ・ビートルズ来日（1966）
1967（昭和42）	和漢薬研究所創業	東京新宿を中心にフーテン族が出没（1967）
1968（昭和43）	大和生物研究所設立 南天のど飴販売開始	レトルト食品が発売（1968） カセット式テープレコーダーが普及（1968）
1969（昭和44）	エムジーファーマ設立 ササヘルス医薬品として認可される	アポロ11号が月面着陸に成功（1969） 反体制フォークソングが流行（1969）
1970（昭和45）	大木製薬設立	日航機よど号事件（1970）
1971（昭和46）	和歌の浦井本薬房設立	沖縄返還協定調印式（1971）
1972（昭和47）	奥田又右衛門膏本舗設立	第11回冬季オリンピック札幌大会開催（1972）
1973（昭和48）	奥田家下呂膏販売開始	オイルショックで買い占め騒動（1973）
1979（昭和54）	トキワ漢方製薬創業	「口裂け女」の流言が全国に広まる（1979）
1988（昭和63）	エスエスエル ヘルスケア ジャパン設立	東京ドームが落成（1988）
1990（平成2）	アラクス設立	テレビゲームソフトの社会現象化（1990）
1994（平成6）	丹源設立	松本サリン事件（1994）
不明	本町薬品	

①シャッターに描かれた広告（大和生物研究所）
②赤まむし膏が番組スポンサーとなった
　「お笑いびっくりタイム」（阪本漢法製薬）
③三重での宣伝活動、1953年（久光製薬）
④大相撲呼び出し着物の広告、昭和40年代〜
　（救心製薬）
⑤第5回広告祭の様子。
　多治見駅前にて、1955年（樋屋製薬）
⑥「仁丹こども音楽会」の様子、1952年（森下仁丹）
⑦店頭でのキャンペーン活動の様子（大日本除虫菊）
⑧兵庫県赤穂市で行われた義士祭で四十七士に
　養命酒を贈呈、1954年（養命酒製造）

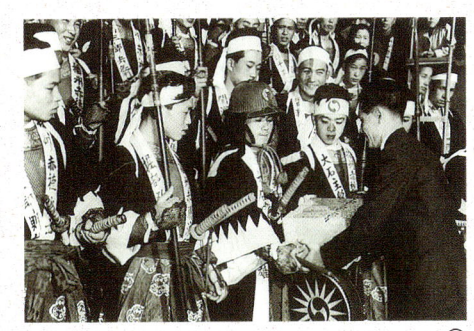

⑧

第4章 家庭薬の現代と未来

家庭薬というと"懐かしさ""伝統"など、古めかしい言葉とイメージが結びつく。
だが、時代をどんなにさかのぼろうとも、その時代時代の"今"のなかで家庭薬は生き、"今"への思いを積み重ね、現代があるのだ。
今、世の中のために。今、家族のために。今、恋人のために。
そして、家庭薬は今、未来のために。

本章のコラムは、牧田潔明氏（わかもと製薬株式会社代表取締役会長）、堀正典氏（救心製薬株式会社代表取締役社長）、柴田仁氏（大幸薬品株式会社代表取締役社長）、藤井隆太氏（株式会社龍角散代表取締役社長）への取材により構成致しました。

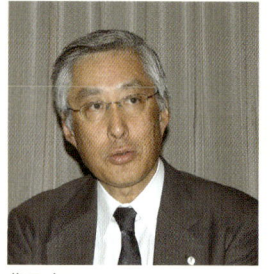

柴田 仁（しばた・ひとし）
大幸薬品株式会社代表取締役社長。1951年生まれ。甲南大学卒業後、日本アイ・ビー・エム株式会社入社。77年に大幸薬品入社。取締役社長室長兼電算室長、取締役副社長を経て、87年から現職。大阪家庭薬協会会長。趣味はゴルフとモノ作り。

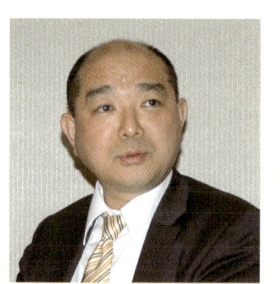

牧田潔明（まきた・きよあき）
わかもと製薬株式会社代表取締役会長。1933年生まれ。学習院大学卒業後、63年に入社。2002年から現職。全国家庭薬協議会会長。趣味は写真。

藤井隆太（ふじい・りゅうた）
株式会社龍角散代表取締役社長。1959年生まれ。桐朋学園大学卒業後、小林製薬株式会社、三菱化成株式会社を経て、94年に龍角散に入社。95年から現職。東京都家庭薬工業協同組合情報協業化委員会委員長。趣味は音楽教育。

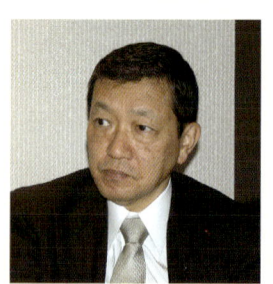

堀 正典（ほり・まさのり）
救心製薬株式会社代表取締役社長。1949年生まれ。慶應義塾大学卒業後、エーザイ株式会社を経て、82年に救心製薬に入社。2000年から現職。東京都家庭薬工業協同組合理事長。趣味は謡曲、書道、ネイチャーフォトなど。

家庭薬ってなんだろう

Column①

現代人は"家庭薬"という言葉を聞いて、どのようなイメージを持つのであろう。ひと昔前であったなら、大家族の家庭のなかに薬箱が常備されていて、ちょっとお腹が痛い時や熱が出そうな時、薬箱をのぞきこむと、いつもそこにある常備薬という絵がすんなりと描けていた。

だが、核家族が進んだ現代社会においては、家庭のなかに薬箱があることすらもおぼつかず、"家庭薬"という言葉はいつから出てきたものなのだろう。わかもと製薬株式会社の牧田潔明会長によると、行政や法律面から見ると、はじめに家庭薬という言葉が登場したのは、1946(昭和21)年の厚生省衛生局長通牒からだという。当時の資料を見てみると、『医薬品でその成分、分量、剤形、用法、用量、効能等より見て、医薬品に関する専門的知識のない者に使用させることを主な目的とするのが適当と認められるものは、これを家庭薬として取扱うこと』〈昭和21年6月27日厚生省衛生局長通牒〉とある。つまり、一般市民が医師の指導なしで使用できる薬を"家庭薬"と定義づけたのだ。

法律面からみた家庭薬の定義は揺るがないとしても、一般的な心情からみると、法の定義をそのまま家庭薬の定義に一致させるのには、違和感を持ってしまう。「伝統」「信頼」「身近」「安心」「薬草」など、家庭薬が持つ特有のキーワードがすっぽりと抜け落ちてしまっていると感じるからだ。

それでは、現代人が納得するような家庭薬の定義は可能なのだろうか。株式会社龍角散の藤井隆太社長は、家庭薬の特徴である"多様性"が、定義づけを難しくしているのだと指摘する。「家庭薬は多様なカテゴリーのなかで、競争力を持ったオンリーワン商品の集合体と言えます。それぞれの商品に圧倒的な特徴があるために、それらをまとめて一つに定義することは、多様性ゆえに困難なことなのです」

それでも牧田氏は、家庭薬を定義づけるキーワードとして、"ブランド"という言葉をあげた。長年にわたって培ってきたブランド力があるからこそその家庭薬と言えるのだ。

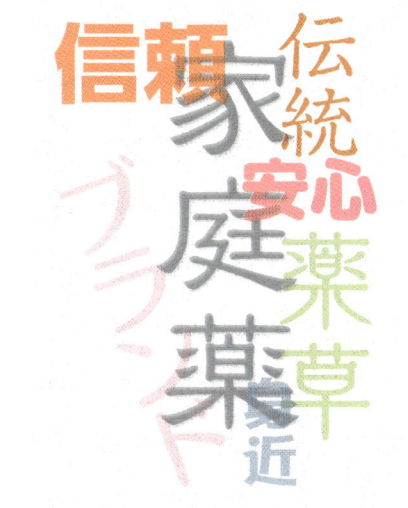

信頼 伝統 安心 家庭薬 薬草 身近 ブランド

現代社会と家庭薬

Column②

　家庭薬はその時代時代の医療環境に合わせ、役割を変えながら、生活者のニーズに応えてきた。日本の医療環境と家庭薬は、切っても切れない関係を保ちながら、今日まで至っている。

　現代社会において、医療環境の骨格を形作ったのは、1961（昭和36）年にスタートした国民皆保険制度である。同制度により、すべての国民に対して医療が保障され、低い自己負担で医者にかかることを可能にした。医療へのハードルが下がったことで、通院することを躊躇していた人でも、今までより気軽に診療を受けられるようになったのだ。

　それでは、同制度の実施に伴い、家庭薬はどのような影響を受けたのだろうか。大幸薬品株式会社の柴田仁社長は、「国民皆保険制度がスタートする以前は、少し体調が悪いぐらいの時は、はじめに家庭薬などを服用し、様子を見るという環境がありました。家庭内には、家庭薬の服用方法など、医薬品や疾病に対して適切な対処方法を説明できる人もいたのです。けれども、国民皆保険制度が実施されたことで、症状を判断することなく、軽疾病においてもすぐに病院へ通う状況になってきました。それに伴い、医療のなかでの家庭薬の役割も変化していったのです」と説明する。

　事実、現在において、病院などで出される医療用医薬品と薬店などで購入できる一般用医薬品（家庭薬も含む）との生産額を比較すると、9～10倍程度、医療用医薬品の生産額のほうが多いという結果となる。

　だが近年、医療費の増大により、国家財政が危ぶまれているというのは周知の事実。医療費を抑制するためには、家庭薬などを活用して自己治療を促す"セルフメディケーション"という考え方を早急に浸透させなければならないのだ。

　家庭薬メーカーも手をこまねいているわけではない。救心製薬株式会社の堀正典社長は、「家庭薬メーカーもこれからは待ちの姿勢だけではやっていけません。医療費抑制に貢献するためにも、家庭薬の良さを積極的にアピールしていかなければならないのです」と言う。

　2001年からは、千葉・幕張メッセで開催されているJAPANドラッグストアショーに全国家庭薬協議会の共同展示ブースを確保し、会員が共同で出展し、また、2008年からは、新宿駅西口イベントホールにて、一般用医薬品（家庭薬）の普及・啓発のために一般者向けイベントを開催。その他にもITの活用、共同販促なども積極的に展開していくことで、ライフスタイルに合わせ世代を超えて受け継がれてきた家庭薬の特長を伝えていっている。

海外で活躍する家庭薬

Column③

家庭薬企業とアジアを中心とした海外諸国とでは、長年の信頼関係に基づき、強固な関係を築き上げてきた。戦中、戦後の激変する社会環境のもとでも、互いの絆は緩めることなく、現在では日本よりも海外での売上構成が多く占める家庭薬もあるほどになっている。また、アジア諸国から日本への観光客にとって、家庭薬はおみやげとしても人気が高いのだという。

家庭薬が海外市場で受け入れられる要因はどこにあるのだろうか。藤井氏は、「家庭薬企業は、オーナー経営の会社が多いこともあり、長いビジョンで商品展開が考えられるというメリットがあります。海外市場に進出するためには、まずは互いの信頼関係を築くことが重要であり、目先の利益だけを追い求めていたのでは、受け入れてもらえません。信頼を一つひとつ積み重ねたことで、今の姿があると言えるでしょう」と説明する。

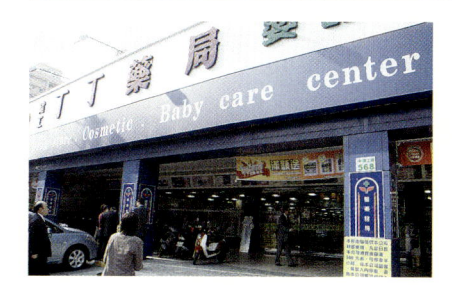

また、堀氏は家庭薬の品質の高さがあったからこそ、海外市場でも受け入れられてきたのだと指摘する。「日本の家庭薬が、海外において認められているのは、製剤の技術が高く、効能が優れているというのも大きな理由になっています。これらは、長年の年月の

なかで各企業が培ってきたノウハウなので、簡単に真似できるものではありません。日本の厳しい土壌のなかで生き残ってきた製剤技術がなければ、海外市場においては認められなかったでしょう」

近年においては、西洋医療一辺倒の流れの揺り戻しからか、漢方や生薬などを活用した代替医療へ注目が集まっている。柴田氏は、家庭薬も海外市場の流れを的確につかみ、受け身ではなく、家庭薬をグローバルスタンダードとして組み込むぐらいの積極性が必要になってくるという。

その第一歩として、家庭薬メーカーは、海外市場での認知度をさらに高めていくために、海外においても

共同事業を展開。2006年からは、毎年香港で開催される「香港現代化中医薬国際展示会（ICMCM）」に共同出展し、現地の量販店などとの交流を深めている。また、台湾での共同販促、各国行政・関連団体との意見交換、海外情報の共有化などを通して、家庭薬のグローバル化への対応を強化している。

129 ● 第4章 家庭薬の現代と未来

家庭薬を未来へ

Column④

困難を乗り越えてきた家庭薬

家庭薬をイメージした時、家伝を引き継ぎ、古代から続く伝統製法に基づいて、医薬品を生み出していると思う人も多いであろう。医薬品を現代から未来へと継承していくためには、その時代の法律を遵守して製造しなければならず、家庭薬もその例外ではない。

現在の日本における医薬品はすべて、薬事法に基づくGMP（Good Manufacturing Practice：製造管理及び品質管理の基準）に沿って製造することが要求されている。GMPは、1974（昭和49）年にスタートし、技術の高度化等への対応のために何回かの改変を重ねて現在に至っている。

つまり、現在店頭で見ることができる家庭薬は、高度化するGMPの基準をクリアしてきた商品と言える。逆に言うと、高度化に耐えられなかった家庭薬は、世の中から淘汰される運命をたどってきたのだ。家庭薬メーカーの製造工場を訪れると、あまりに近代化された設備に、驚かされることも多い。

製造基準について藤井氏は、「医薬品製造に関する基準は、年々ハードルが高くなってきています。家庭薬メーカーも製造等に関する講習会を実施するなどして、高度化を促進してい

近くのお店でほしい医薬品がない場合には、お取り寄せ相談薬局へ

お取り寄せ相談薬局の将来構想

消費者 ― メーカー ― 卸 ― 小売店 ― 全家協サイト（JSM-DB）

①問い合わせ
②受注
③配送
④配送連絡
⑤配送継続
⑥お取り寄せ相談薬局に行き商品を受け取り購入。

お取り寄せ相談薬局拡大中　　全国家庭薬協議会

❶ 全家協サイトでお取り寄せ相談薬局を確認できます。
わからない場合は電話やメールで、直接メーカーへお問い合せください。

❷ お取り寄せ相談薬局が見つかりましたら、以後、安心しておためのおくすりを入手できるようになります。
最寄りのお取り寄せ相談薬局にお電話なり出向くなりして、おくすりのお取り寄せを依頼してください。

❸ 数日後に店頭で購入できます。

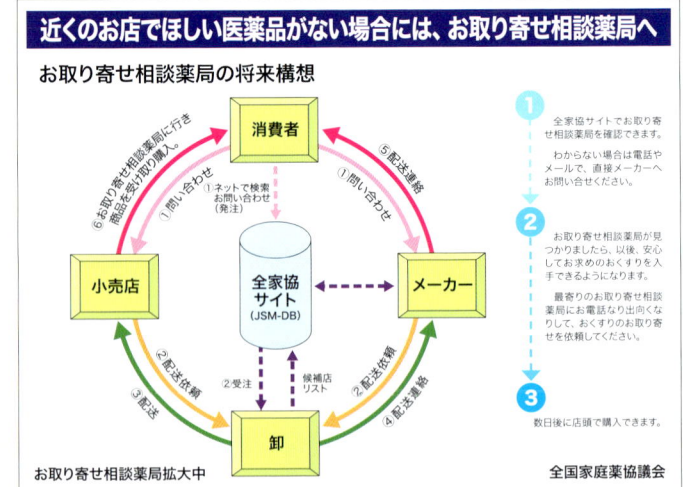

130

かなければなりません。ま
た、1社だけで高度化へ対
応できない場合には、業界
全体でフォローすることも
必要になってきます」と語
る。

また、2009年に施行
された改正薬事法に伴って、
医薬品の通信販売が規制さ
れたことへの対応策として、
注文を受けた医薬品を利用
者の最寄りの薬局・薬店へ
配送する『お取り寄せ相談
薬局』の仕組みを構築する
など、新たな取り組みも
行っている。

家庭薬を未来に向けて

日本の厳しい法基準に
対応し、暮らしのなかで生
活者とともに歩んできた家
庭薬。今後、家庭薬の文化
を次世代に継承していくた

めにはどのような方策が必
要なのであろうか。柴田氏
は家庭薬にも常に改革が求
められていると指摘する。

「家庭薬を次世代に残し
ていくためには、伝統薬と
いうことに甘えるのではな
く、継承していくための改
革を常に考えていかなけれ
ばなりません。家庭薬の生
薬配合を科学的なアプロー
チから、有効性を実証して
いくことも、その一つと言
えるでしょう。また、薬の
知識が親から子へ伝えづ
らい現代社会においては、
薬に関する教育を充実させ
ることで、家庭薬を継承し
ていくための仕組みづくり
も必要になってきます。改
革を恐れることなく実行し
ていくことで、人類の宝で
ある家庭薬は次世代へと引
き継がれていくのです」

また、牧田氏は、家庭

薬メーカーの団結力こそが、
家庭薬を伝承していくため
の強みになると言う。

「全国の家庭薬メーカー
で構成されている『全国家
庭薬協議会』は、196
6（昭和41）年に設立され、
現在100社が加盟してい
ます。ここまで大規模な組
織になれたのは、家庭薬
メーカー同士の団結力が強
く、家庭薬の優れた面を少
しでも知ってもらいたいと
いう共通の思いがあったか
らです。家庭薬を次世代に
伝承していくために、企業
1社でできることは限られ
てきます。強固な団結力を
生かし、各企業が切磋琢磨
しながら進んでいくことに
よって、5年後、10年後の
家庭薬の未来は開けていく
のだと思います」

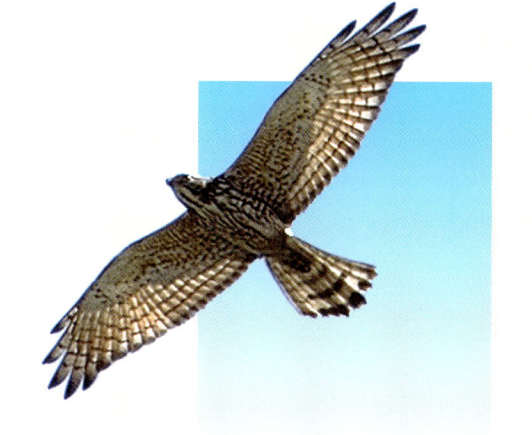

第5章

家庭薬データ集

家庭薬がわかる資料館、博物館（一般公開している施設）

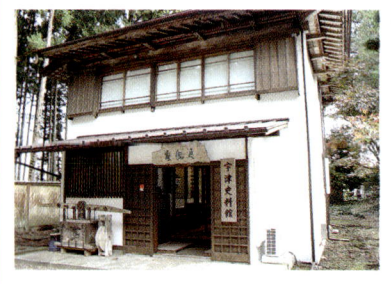

■ 宇津史料館、宇津誠意軒、宇津薬師堂（宇津救命丸株式会社）

http://www.uzukyumeigan.co.jp/
所在地：〒329-1224 栃木県塩谷郡高根沢町上高根沢3987
TEL：028-675-0361（受付時間／平日9:00～17:00）
アクセス：JR東北本線「宝積寺駅」からタクシーで約20分
見学時間：9時～12時、13時～15時
休館日：土・日・祝日
駐車場：あり
※見学の際には、電話による事前申し込みが必要です。1回の見学受け付け人数は原則5名以上で最大20名までとなっています。

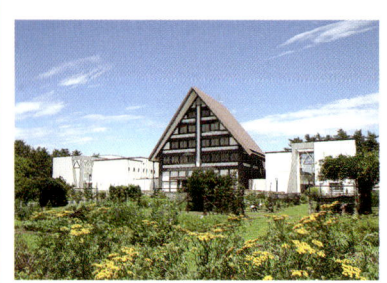

■ 内藤記念くすり博物館（エーザイ株式会社）

http://www.eisai.co.jp/museum
所在地：〒501-6195 岐阜県各務原市川島竹早町1
TEL：0586-89-2101
アクセス：JR東海道線「尾張一宮駅」・名古屋鉄道「名鉄一宮駅」からタクシーで約20分
開館時間：9:00～16:30
休館日：月曜日、年末年始
入館料：無料
駐車場：あり

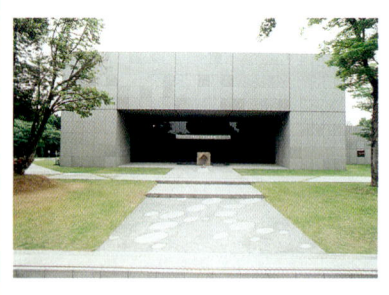

■ 中冨記念くすり博物館（久光製薬株式会社）

http://www.hisamitsu.co.jp/syakai/kusuri/index.htm
所在地：〒841-0004 佐賀県鳥栖市神辺町288-1
TEL：0942-84-3334
アクセス：JR鹿児島本線「鳥栖駅」からタクシーで約7分
開館時間：10:00～17:00（入館は16:30まで）
休館日：毎週月曜日（当日祝日の場合は翌日）、年末年始
入館料：大人・300円、小・中生 100円、高・大生 200円（20名以上の場合団体割引有り）
駐車場：あり

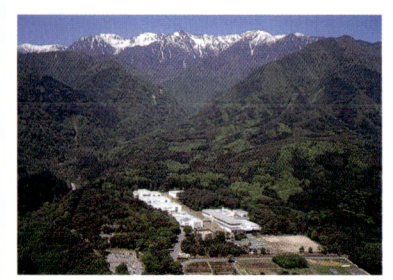

■ 養命酒駒ヶ根工場・養命酒 健康の森（養命酒製造株式会社）

http://www.yomeishu.co.jp/plant/index.html
所在地：〒399-4117 長野県駒ヶ根市赤穂16410
TEL：0265-82-3310
アクセス：JR飯田線「駒ヶ根駅」からタクシーで約15分
開館時間：9:30～16:30（季節により変更あり）
休館日：年末年始（臨時休業あり）
入館料：無料
駐車場：あり

家庭薬がわかるホームページ

全国家庭薬協議会　http://www.hmaj.com/

1908年2月28日に設立されたのち、1976年4月2日に全国家庭薬協議会として復活した。薬局や薬店などで直接購入できる、いわゆる一般薬の中で、伝統にはぐくまれた家庭薬といわれる薬を製造し、販売している企業が集まっている団体。会員は、東京都家庭薬工業協同組合、大阪家庭薬協会の会員会社と個人会員会社で構成されている。

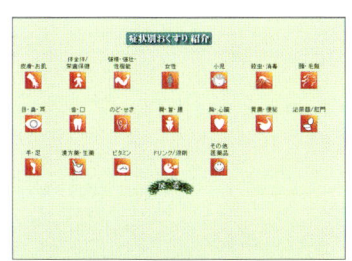

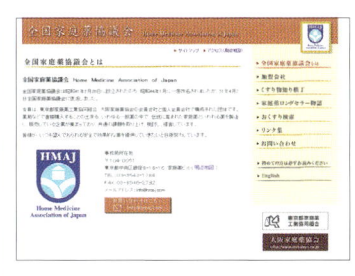

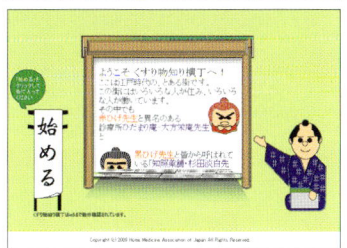

ホームページ内には、家庭薬のうんちくや家庭薬関連の書籍を紹介した「くすり物知り横丁」と、全国家庭薬協議会の会員が製造・販売している商品を紹介した「症状別おくすり紹介」がある。

大阪家庭薬協会

http://www.daikakyo.ne.jp/

1945年11月28日に大阪府内に本社または工場などの営業拠点を持つ家庭薬メーカー34社の親睦団体として創立された。設立当初は「大阪府家庭薬組合」と称し、その後、1950年2月に「大阪家庭薬協会」と名称が変更され今日に至る。現在は大阪府内だけでなく、関西近辺あるいは東京、名古屋、九州に本社がある家庭薬メーカーも加盟しており、総会員数は60社にものぼる。

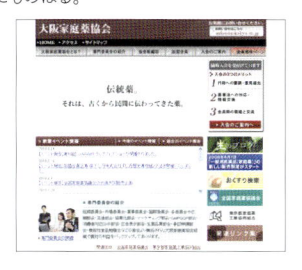

東京都家庭薬工業協同組合

http://www.tokakyo.or.jp/

1947年5月に東京都内に本社または工場などの営業所を持つ家庭薬メーカーによって設立された。現在の組合員数は賛助会員を含め57社で、主な活動は、組合員の健全な発展を目指して、10の委員会を設けて、時代に遅れることなく積極的な調査研究活動を行い、ご家庭における人々の保健衛生の向上に努力している。

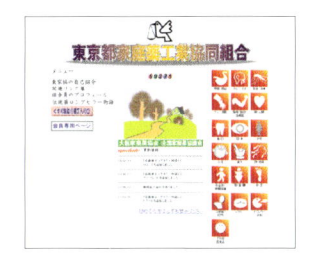

全国家庭薬協議会会員メーカー 一覧

組合員・URL	本社所在地・電話番号	PROFILE
秋山錠剤株式会社 http://www.akiyama.co.jp/	〒142-0051 東京都品川区平塚2-4-21 03-3786-1200	当社は、1925年の創業以来、医薬品受託製造専門メーカーとして研鑽を重ねてまいりました。特に、内用固形剤製造に関して蓄積された技術と経験を誇っております。また、口腔内速崩壊錠の特許取得、学会発表等の研究開発にも積極的に取り組んでおります。今後とも品質にこだわり、「変わらないために進化する」企業であり続けます。
株式会社浅田飴 http://www.asadaame.co.jp/	〒101-0044 東京都千代田区鍛治町2-6-1 03-3252-5421	当社は1887（明治20）年に浅田飴のルーツである「御薬さらし水飴」を創製販売したことに始まります。現在、当社の販売商品は一般用医薬品・指定医薬部外品・甘味料・健康食品など多品種にわたっております。これからも、のど関連の医薬品の老舗としての伝統を残しながら、常に将来を見据えチャレンジを続ける企業を目指してまいります。
アース製薬株式会社 http://www.earth-chem.co.jp	〒101-0048 東京都千代田区 神田司町2-12-1 03-5207-7451	アース製薬株式会社は「ベストクオリティで世界と共生」を社是に、1892（明治25）年の創業以来、約1世紀にわたって家庭の生活環境を改善すべく、医薬品および医薬部外品の殺虫剤や忌避剤を製造販売し、お客様の生活とともに歩んでまいりました。医薬品としては、お部屋の害虫をまとめて駆除するくん煙剤「アースレッド」、吊るすだけで害虫駆除できる樹脂蒸散剤「バポナ殺虫プレート」、吸血害虫の被害を防ぐ忌避剤「サラテクト」などを製造販売しており、今後も家庭における公衆衛生の向上に寄与すべく、より良い製品の開発に挑戦してまいります。
株式会社アラクス http://www.arax.co.jp	〒460-0002 愛知県名古屋市中区 丸の内3-2-26 052-951-7211	当社は1853（嘉永6）年ペリーが浦賀に来航した年に薬種問屋として創業しました。当社を代表する製品である頭痛薬「ノーシン」は、1918（大正7）年の製造販売開始以来90年以上の長きにわたり、信頼のブランドとして皆さまに愛用され、今も超ロングセラーを続けています。当社は、家庭薬を通じて皆さまの健康で快適な生活に貢献することを目指しています。
株式会社池田模範堂 http://www.ikedamohando.co.jp/	〒930-0394 富山県中新川郡上市町神田16 076-472-1133	当社の経営スローガンに「変身への挑戦」という言葉があります。現在の延長線上に、企業の未来はないものだとよくいわれています。こんな時こそ人財育成、持続可能な組織づくりに注力して、チームイケダとして戦い抜いていかなければならないと考えております。今後もムヒブランドの発展・維持に努め、外用剤のトップメーカーを目指して、不断の努力を続けてまいります。
イスクラ産業株式会社 http://www.iskra.co.jp/	〒103-0027 東京都中央区日本橋1-14-2 03-3281-3364	数千年の歴史を持つ中医学理論に基づき、高品質の生薬を用いて作られた中成薬（中国漢方製剤）を、パンダマークでおなじみの、全国約1,000店の日本中医薬研究会の会員薬局・薬店を通じ販売しています。イスクラ産業はこれからも、中医学・中成薬の研究・開発・普及を通じて皆様の健康を考えてまいります。
イチジク製薬株式会社 http://www.ichijiku.co.jp/	〒130-0005 東京都墨田区東駒形4-16-6 03-3624-6101	『イチジク浣腸』は1925（大正14）年、田村廿三郎医師の考案により、『イチジク印軽便浣腸』として産声をあげ、現在も、東京都墨田区にある本社・工場で一貫した生産体系で製造しています。食生活が欧米化し、高齢化社会に入った今日、便秘でお悩みの方にとって、浣腸は手軽で即効性のある飲まない便秘薬としてご利用いただける最適な商品であると考えています。
うすき製薬株式会社 http://www.gotosan.co.jp/	〒875-0052 大分県臼杵市大字浜997-1 0972-63-5103	当社は、大分県臼杵の小さな古き城下町で、1920年に創業した家庭薬メーカーです。創業以来、「後藤散」、「後藤散かぜ薬顆粒」などの医薬品を、安心とともにお客様にお届けしてまいりました。近年は、後藤散ブランドの医薬品のほか、素材の魅力を生かした健康食品をお届けし、お客様の健康づくりをお手伝いしています。
宇津救命丸株式会社 http://www.uzukyumeigan.co.jp/	〒101-0062 東京都千代田区神田駿河台3-3 03-3291-2661	創業は1597（慶長2）年と、長い歴史をもつ宇津救命丸。おばあさんから子ども、そして孫へと受け継がれる小児薬の代名詞として親しまれています。現在は小児用のかぜ薬やかぜシロップ、せきシロップ、整腸剤や下痢どめ、モモの葉ローションなど、国内唯一の小児薬総合メーカーとして子どもの健康を支え続けています。
株式会社うどんや風一夜薬本舗 http://www.kazeichiyakusuri.co.jp/	〒546-0035 大阪府大阪市東住吉区 山坂1-11-2 06-6628-7031	創業1876（明治9）年から、かぜ薬「うどんや風一夜薬」を製造致しております。かぜかなと思ったら、消化のよいアツアツのうどんを食べ芯から身体をあたためてから産を飲み、"一夜さっと寝る"ことが養生の基本であると考え名づけられました。昔はうどん屋さんで売られていたお薬です。
エーザイ株式会社 http://www.eisai.co.jp/	〒112-8088 東京都文京区小石川4-6-10 03-3817-3700	エーザイは、hhc企業として、患者様とそのご家族の喜怒哀楽を第一義に考え、そのベネフィット向上に貢献すること、そしてコンプライアンスを遵守することを基本として事業活動を行っております。チョコラBB、ナボリン等の製品を取り扱う薬粧事業は、軽療養、予防、健康維持に役立つ製品を通してhhc理念の具現化を目指しています。

組合員・URL	本社所在地・電話番号	PROFILE
エスエスエル ヘルスケア ジャパン株式会社 http://www.sslhealthcare.jp	〒140-0014 東京都品川区大井一丁目28番1号 住友不動産大井町前ビル3F 03-6303-7290	弊社は、フットケアのパイオニア「ドクター・ショール」、コンドーム世界NO.1シェアの「デュレックス」のリーディングブランドを擁するSSL International社の日本法人です。「健康であることに貢献する」を企業理念の柱としながら、「新しい発想」を重視することで、日本の生活者へ健康のよろこびに満ちた、新しいライフスタイルを提案してまいります。
エムジーファーマ株式会社 http://www.mgpharma.co.jp	〒567-0085 大阪府茨木市彩都あさぎ7丁目7番25号 072-643-0171	当社は50年前から便秘腸内ミルマグを販売し、長い間皆さまにご愛顧いただいています。最近では、研究開発型企業として中性脂肪の上昇を抑えるグロビンペプチドをさらに研究し、中国保健食品では「血脂・血糖」のダブルクレームを取得しました。今後は西洋圏のみならずアジア諸国への進出を目指し、海外企業との共同開発を行い、躍進したいと考えております。
株式会社近江兄弟社 http://www.omibh.co.jp/	〒523-0867 滋賀県近江八幡市魚屋町元29 0748-32-3131	創業者であるウィリアム・メレル・ヴォーリズは1905年にクリスチャン精神に基づく理想郷づくりをめざし来日しました。「商売は社会に有用な制度であり、これを通じて社会生活に貢献すること」。この事業理念に基づき、社会奉仕をしていくという経営方針のもと医薬品・医薬部外品・化粧品の製造販売メーカーとして歩んでまいりたいと考えます。
大木製薬株式会社 http://www.ohkiseiyaku.com/	〒101-0045 東京都千代田区神田鍛冶町3-3 大木ビル7F 03-3256-5051	当社は「健康な身体を維持し、いつまでも健康でいたい」というニーズにお応えするため、医薬品、健康食品などの製造販売および大韓民国人参公社製「正官庄」ブランドの販売を手がけています。赤ちゃんからお年寄りまであらゆる世代の皆様にご利用いただける高品質な製品をお届けするために、これからも新しい医薬品、健康食品等の研究、開発に取り組んでまいります。
大草薬品株式会社 http://www.okusa.co.jp/	〒238-0023 神奈川県横須賀市森崎1-17-15 046-834-1193	大草薬品株式会社は、1931（昭和6）年に神奈川県横須賀の地で創業し、以来胃腸薬（大草胃腸薬・真具胃腸薬）や便秘薬（大草丸・新大草延寿丸）など漢方薬処方に基づいたオリジナル製剤を中心に製造販売しています。今後も、今まで蓄積した技術やノウハウをもとに、品質の高い医薬品を製造し、人々が"より快適に生きる"ためのお役に立ちたいと考えています。
株式会社太田胃散 http://www.ohta-isan.co.jp/	〒112-0011 東京都文京区千石2-3-2 03-3944-1311	当社の主力である「太田胃散」は、1879（明治12）年、オランダ人の名医・ボードウィン博士の処方を譲り受け製造・販売を始めて以来、130年もの間、胃腸薬のロングセラーとして人々に愛用されてまいりました。胃腸薬関連製品の研究開発など、時代の変化に対応しつつ、「奉仕の精神を以て良品を世に送る」という企業理念は今も受け継がれています。
奥田製薬株式会社 http://www.okudaseiyaku.co.jp/	〒530-0043 大阪府大阪市北区天満1-4-5 06-6351-2100	私たち奥田製薬が「奥田薬院」として奈良県生駒郡に創業したのは1897（明治30）年のことでした。創業者の奥田春吉は元来胃腸が弱く、独学で胃腸病を研究した末に「奥田胃腸薬」を処方、近隣の人々に無料で配って歩いたことが当社の発祥です。奥田製薬株式会社は、自然とともに生きる人々の健康な生活を願い、常に時代に即した真の医薬品のあり方を考え続けてまいります。
株式会社奥田又右衛門膏本舗 http://www.geroko.co.jp/	〒509-2201 岐阜県下呂市東上田417 0576-25-4781	奥田又右衛門膏本舗は、下呂温泉に代々継承されている接骨医「奥田又右衛門」が代々堅く守られていた家伝の秘薬を、多くの患者の懇望に応えて世に出すことから、「下呂膏」の製造を始めたものです。今も、お客様のQOLの向上をお手伝いできることに誇りを持ち、「温故知新」の精神で、様々な製剤の開発に取り組んでいます。
株式会社オーヤラックス http://www.oyalox.co.jp/	〒102-0083 東京都千代田区麹町1-6-2 03-3263-6201	1949（昭和24）年の創業以来「安全で安心して暮らせる衛生的な社会環境づくりに貢献する」ことを使命として、事業を展開してまいりました。主力製品のピューラックスは、水道、医療、食品等の市場で塩素消毒剤の代名詞的存在としてご愛用いただいています。今後も皆様の健康を願い、公衆衛生の向上、感染予防等に寄与してまいります。
株式会社カイゲン http://www.kaigen.co.jp/	〒541-0045 大阪府大阪市中央区道修町2-5-14 06-6202-8971	当社は、1924（大正13）年の創業以来、「改源」の語源である「日々新たまた新た」をモットーに、かぜ薬『改源』をはじめとする種々のOTC医薬品、潰瘍治療薬などの医療用医薬品、医療機器、健康食品など、お客様の健康に役立つ商品を提供しています。生きることの原点である"いのち"と幸せの証である"健康"をスローガンに、事業展開をしていきます。
株式会社加美乃素本舗 http://www.kaminomoto.co.jp/	〒651-0055 兵庫県神戸市中央区熊内橋通3-3-25 078-231-1455	当社は「美と健康に奉仕する」を基本理念として、皆様の健やかな髪づくりのお手伝いをしてきました。主力商品である加美乃素は、養毛・育毛剤市場のロングラン商品として、長年にわたり愛用されています。今後も更なる顧客ニーズを的確につかみ、長年にわたり培ってきた専門メーカーとしての研究成果を商品開発に生かしていきたいと考えています。
株式会社亀田利三郎薬舗 http://www.kameroku.co.jp/	〒603-8322 京都府京都市北区平野宮本町95 075-462-1640	当社の創業者亀田利三郎が渡中した時に上海で病気になり、現地で入手した六神丸でたちまち快癒しました。そこでこの六神丸を日本へ広めようと処方を学んで帰国し、国産化の研究に精魂を注ぎました。1899（明治32）年、輸入していた六神丸に鶏冠石（砒素）が含まれていたため輸入禁止となったのを機に、国産の六神丸を販売し今日に至っています。

組合員・URL	本社所在地・電話番号	PROFILE
河合製薬株式会社 http://www.kawai-kanyu.co.jp	〒164-0001 東京都中野区中野6-3-5 03-3360-7111	当社は「健康教育」という企業理念に基づき、1911（明治44）年に肝油ドロップを創製して以来、人々が健康に暮らせる環境づくりを目指してまいりました。「カワイ肝油ドロップ」を中心とした医薬品・健康食品の事業は、国内・海外において高いご評価をいただいており、また、教育機関における清掃や砂場の管理をする事業についても、年々、ご採用いただく教育機関が増えています。今後も、人々が健康になることに貢献したいと願い、なお一層の努力を重ねてまいります。
株式会社キタニ http://www.kkkitani.co.jp/	〒152-0002 東京都目黒区目黒本町2 5 3 03-3716-2161	当社の主力製品である煎じ薬「喜谷實母散」の創業は、1713（正徳3）年といわれており、その事情は江戸時代中期の名奉行肥前守根岸鎮衛の随筆『耳袋』（1799年）の由来記に詳しく記述されています。女性の薬として更年期障害、血の道症、月経不順、冷え症等に効果があるところから「實母散」と名付けられ、今日まで長い間多くの皆様にご愛用いただいています。
救心製薬株式会社 http://www.kyushin.co.jp/	〒166-0012 東京都杉並区和田1-21-7 03-5385-3211	当社は1913（大正2）年創業で、100年近い伝統をもつ心臓薬のトップメーカーです。生薬だけでできた強心剤「救心」をはじめ、生薬・漢方を中心としたOTC医薬品を製造販売しています。創業以来「世のため人のため」を経営理念とし、伝統と最新技術の融合をはかりながら、有効性と安全性を科学的に追求した和漢薬製剤の開発に注力し、人々の健康にお役立ていただける医薬品づくりを目指しています。
株式会社金冠堂 http://www.kinkan.co.jp/	〒154-0024 東京都世田谷区三軒茶屋 1-34-14 03-3421-6175	当社は、「愛され・信頼される製品」を基本理念として、1926（大正15）年の創業以来、製造、販売をしてまいりました。主力商品の「キンカン」は、虫さされ・肩こり薬のロングセラー商品として、長年にわたり愛用されています。今後も、この培った経験と技術を生かして、健康で快適な生活に貢献していきたいと考えています。
啓芳堂製薬株式会社 http://www1.tcn-catv.ne.jp/microgen/	〒113-0022 東京都文京区千駄木1-22-3 03-3828-5663	1934（昭和9）年、中島三郎は個人経営の「啓芳堂」を創業しました。1953（昭和28）年3月、養毛剤「ミクロゲン」を主体とした「啓芳堂製薬株式会社」を設立し、全業務を継承して新発足しました。1957（昭和32）年にはユニークな育毛剤「ミクロゲン・パスタ」を発売し、主力商品として今日に至っています。
株式会社恵命堂 http://www.keimeido.co.jp/	〒104-0033 東京都中央区新川2-1-9 石川ビル5F 03-3552-8611	当社の創始者・柴昌範は「病に苦しむ人を助け、命を救うほど尊い仕事はない」という理想を経営理念として掲げ、江戸時代初期から民間薬として使用されてきた生薬ガジュツを主剤とした胃腸薬「恵命我神散」を1933（昭和8）年に創製するとともに、病気の根源である食・心・体・息・胃腸の誤りを正す「綜合療法」を提唱し、人々のセルフメディケーションに貢献するよう取り組んでいます。
小林製薬株式会社 http://www.kobayashi.co.jp/	〒541-0045 大阪府大阪市中央区道修町 4-4-10 KDX小林道修町ビル 06-6222-1144	小林製薬株式会社は1886（明治19）年の創業以来、「創造と革新」の精神をフルに発揮し、生活者にとって健康で快適な生活の創造を目指しています。既成の枠にとらわれない自由な発想とスピーディーな開発体制を最大限に駆使し、多様化する生活者のニーズに応えるべく"あったらいいな"をカタチにした新製品開発に努め、企業価値向上に邁進します。
剤盛堂薬品株式会社 http://zaiseido.co.jp/	〒640-8323 和歌山県和歌山市太田 二丁目8-31 073-472-3111	弊社は、創業以来、「健康保持のお手伝いを通じ社会に貢献する」という"こころ"を大切に、そして、「相手の立場を尊重し、相手と共に生きる」という"基本理念"の下、ホノミ漢方の考えを全国に展開しています。人間本来の力である自然治癒力を大切に、健康を願う人々に必要とされる漢方・生薬製剤の製造に、日々努力を続けています。
株式会社阪本漢法製薬 http://www.sakampow.com/	〒530-0057 大阪府大阪市北区曽根崎2-7-4 06-6131-1200	家伝薬として用いられてきた各種漢方処方煎剤・丸剤・軟膏剤・マムシ粉末を多くの方に提供し役立ててもらうために阪本漢法製薬の前身、阪本製薬所は1919（大正8）年に産声を上げました。1964（昭和39）年、現在の阪本漢法製薬を設立。その後、マムシの抽出方法を開発し、カプセル剤・錠剤・顆粒剤に応用し、とくに抽出液を応用したドリンク剤の発表などで実績を積み上げながら多くの方に支えていただき今日に至っています。
佐藤ライト製薬株式会社 http://sato-light.com/	〒543-0023 大阪府大阪市天王寺区 味原町6-4 06-6762-4451	1910（明治43）年、初代社長佐藤権次郎が佐藤サイト商会を創業し、各種の家庭薬をもって社業を営みました。以後店舗は西区靱下通りに構えを拡大し、1957（昭和32）年天王寺区細工谷にて「佐藤ライト製薬株式会社」を設立、移転を経て現在、同区味原町に本店を置き営業しております。事業は製薬一筋に、関連製品（健康食品）も扱っております。
サンスター株式会社 http://jp.sunstar.com	〒569-1195 大阪府高槻市朝日町3-1 072-682-5541	サンスターは1932年グループ創業以来、「常に人々の健康の増進と生活文化の向上に奉仕する」という社是のもと、＜人々の健康で幸せな暮らしづくり＞を実現するために、真の健康に通ずる「商品とサービス」を提供していくことを、私たちの社会的責任と考えています。

組合員・URL	本社所在地・電話番号	PROFILE
参天製薬株式会社 http://www.santen.co.jp/	〒533-8651 大阪府大阪市東淀川区 下新庄3-9-19 06-6321-7000	参天製薬は、1890（明治23）年の創業以来、医薬品の研究・開発・製造・販売に一貫して携わり、眼科のリウマチ領域に特化した独自性ある医薬品企業として、国内のみならず欧州や米国、中国等で事業を展開しています。当社は、目をはじめとする特定の専門分野に努力を傾注しており、それによって参天ならではの知恵と組織力を培い、お客さんや患者さんを愛する人たちを中心として社会への貢献を果たしてまいります。
三宝製薬株式会社 http://www.sampo-seiyaku.co.jp	〒161-8541 東京都新宿区下落合2-3-18 03-3952-0231	1932（昭和7）年1月に東京都新宿区百人町において創業者である渡邊久吉が「トフメル本舗」を設立。その後昭和14年12月に「三宝製薬株式会社」に改組。以後、医薬品製造販売業を営み、近隣の薬局薬店へ、外傷用軟膏「トフメルA」・歯槽膿漏用剤「三宝はぐきみがき」をはじめとした一般用医薬品全般をご提供させていただいております。
株式会社霜鳥研究所 http://www.simotori.co.jp/	〒171-0014 東京都豊島区池袋2-47-3 キウレイコンビル8F 03-3971-2601	当社は大正時代より糾励根（シップ薬）を製造しています。生薬など10種の薬用植物を配合しており、使用時は水で練り専用シートに塗り、痛みや腫れている部分に貼ります。飲み薬の霜島胃腸薬は生薬のオウバク、オウレン、オウゴンを主成分としており、食欲不振、胃弱、食べすぎ、飲みすぎ、胃もたれなどに効果があります。
有限会社十八条藻井生々堂 http://www.hmaj.co/18jyo/18jyo.html	〒532-0001 大阪府大阪市淀川区 十八条3-1-60 06-6391-2039	当社は施薬から始まり、400年独自処方の女性漢方薬です。「十八条の血の道ぐすり」と皆様に呼ばれ親しんでいただいております。
信州製薬株式会社 http://www.shinshu-seiyaku.co.jp/	〒386-1212 長野県上田市富士山2416-34 0120-961-055	当社は創業以来、漢方生薬を主剤とする医薬品を製造販売してきました。なかでも、パナックス・ケイギョク（瓊玉膏〈けいぎょくこう〉）は、本草綱目にも収載されている中国皇帝の秘薬を再現したもので、滋養強壮薬として永年愛用されてきました。今後とも、地黄や高麗人参の生薬メーカーとして家庭薬の伝統を守っていきたいと考えています。
翠松堂製薬株式会社 http://www.suishodo.jp/	〒510-0826 三重県四日市市赤堀2-12-31 059-352-5155	1570（元亀元）年、室町時代の末期に"伊勢の国"（現在の三重県）にて創業。江戸時代には関白二条家より直参調薬所として認められました。宮中をはじめ全国に販売されていた当社には、江戸と長崎を往来する蘭医匠たちが立ち寄り、秘伝薬を伝授。こうして永年培われた伝統を生かし、安全で有効な薬を研究し続けています。
有限会社盛大堂製薬 http://www.k5.dion.ne.jp/~seidaido/	〒555-0012 大阪府大阪市西淀川区 御幣島1-7-15 06-6475-7773	当社は、1858（安政5）年創業以来、皆様の健康に寄与すべく、誠心誠意努力しています。古来、希少価値の高いジャコウ、ゴオウ等を主成分とする強心薬アポセーフは、生薬の命である原料の品質にこだわり製造を続けてまいりました。アポセーフは今もなお、ロングセラー商品として、長年にわたり愛用されています。
ゼネル薬品工業株式会社 http://www.zenel.co.jp/	〒530-0043 大阪府大阪市北区天満3-6-1 06-6352-2381	創業は1949（昭和24）年で、ゼネル薬工粉河薬工株式会社、ゼネル薬工伊都株式会社の2社の工場で生産された、かぜ・せき薬（リココア）、強壮剤（ゼネル）等約70品目を、大阪、福岡2社の販売会社で、全国の薬局、薬店に直接販売をしています。地域社会への貢献と取引先の繁栄を目指し、商品づくり、営業活動を行っています。
大幸薬品株式会社 http://www.seirogan.co.jp/	〒564-0032 大阪府吹田市内本町3-34-14 06-6382-1021	1946（昭和21）年設立以降「正露丸」と「セイロガン糖衣A」を主力製品とし、「ラッパのマーク」とともに歩んできました。正露丸は現在、国内はもとよりアジアを中心に世界中の皆さまに愛用されており、グローバルブランドへ成長しつつあります。また、2006（平成18）年から低濃度の二酸化塩素の技術を用いた感染管理事業を本格的に開始し、正露丸に並ぶ第2の柱として成長しています。
大東製薬工業株式会社 http://www.daito-p.co.jp/	〒171-0052 東京都豊島区南長崎4-36-13 03-3953-2836	当社は1949（昭和24）年に学童衛生会として創業。厳しい食糧・衛生事情のなか駆虫薬「駆虫チョコレート」が好評を得ました。その後、1962（昭和37）年に社名を大東製薬工業へ改め、更年期障害や性機能改善の性ホルモン軟膏剤「トノス」「ヒメロス」をはじめ、ヨヒンビン製剤「ガラナポーン」等で市場実績を積み、現在に至っています。
大日本除虫菊株式会社 http://www.kincho.co.jp/	〒550-0001 大阪府大阪市西区 土佐堀1-4-11 06-6441-0451	KINCHOの歴史は除虫菊の種を入手したことからはじまります。1890（明治23）年には除虫菊から世界初の蚊取り線香を発明し、その後さまざまな家庭用殺虫剤を開発したパイオニアです。今では衣類用防虫剤や洗浄剤などの各種家庭用品もラインナップ。「昔も今も品質一番」、更に環境にやさしい商品開発を基本姿勢とし、時代にあった商品を提供しています。
株式会社大和生物研究所 http://www.daiwaseibutu.com/	〒213-0012 神奈川県川崎市高津区坂戸3-2-1 かながわサイエンスパークR&D棟D-8F（事業本部所在地） 044-819-2291	大和生物研究所は1968（昭和43）年の創業より40年間、主力商品であるクマ笹の葉を原料とした一般用医薬品「ササヘルス」の製造・販売を行う傍ら、原料の研究に対する研究力を高めています。「医・薬」の分野を中心に「食・農・美・住」という分野にも笹を軸に研究開発を進め、笹を生活空間に新しい形で取り入れた生活スタイルの提案を行っています。

組合員・URL	本社所在地・電話番号	PROFILE
株式会社立石春洋堂 http://www.tateishi-s.co.jp/	〒577-0831 大阪府東大阪市小阪1-13-20 06-6781-6151	創業者立石耕造は、1917（大正6）年に独立して大阪市淡路町にて家庭医薬品の卸商を開業、その後、かとり線香、殺虫液剤、屠蘇散等の製造販売に着手し、競争により悪化した環境衛生の改善に貢献しました。1965（昭和40）年、電化ブームの下発売された、電気かとりベープのメンバー社として、電気かとりを発売、以後1979（昭和54）年カイロ「サンホッカー」を発売、1990（平成2）年かとりリキッドを発売、2009（平成21）年虫よけプレートを発売、現在に至ります。
玉川衛材株式会社 http://www.tamagawa-eizai.co.jp/	〒101-0032 東京都千代田区 岩本町2-2-16 玉川ビル 03-3861-2031	当社は、「予防・衛生分野で健康で幸せな社会づくりを応援する」を社是にロングセラー外傷治療薬リバガーゼをはじめ衛生用品を長年販売してまいりました。本年度新発売した、薬液付き防水絆創膏「リバンウェットバン」は新タイプの外傷治療薬として期待されております。今後も皆様の健康で幸せな暮らしを願い、新たなチャレンジを続けていきます。
株式会社田村治照堂 http://www.hatumoru.co.jp/	〒546-0035 大阪府大阪市東住吉区 山坂3-6-15 06-6622-5501	「豊かな髪をいつまでも、永遠に美しく綺麗でありたい…」そういった人々の願いを、心身ともに健康を提供しようと、医薬品育毛剤を中心に、当社"株式会社田村治照堂"は育毛という分野において、研究と開発を続けてきて、創業75年を迎える製薬企業です。今後、更なる研究により、皆さま方に喜びと感動を与え続けていきたいと考えています。
田村薬品工業株式会社 http://www.tamura-p.co.jp/	〒541-0045 大阪府大阪市中央区道修町2-1-10 06-6203-4861	田村薬品工業は1934年の創業以来、「未来にチャレンジする健康開発企業」として皆様の健康に貢献するために取り組んでまいりました。「力精（りきせい）」[医薬品、医薬部外品]]シリーズをはじめ、時代とともに高まる健康志向を反映した健康食品なども取りそろえております。今後とも皆様に健康をお届けできるよう日夜努力してまいります。
丹平製薬株式会社 http://www.tampei.co.jp/	〒567-0051 大阪府茨木市宿久庄2-7-6 072-643-6131	1984（昭和27）年の創業以来、人々の健康で清潔な暮らしを支えるべく研究開発を積み重ね、クオリティの高い商品を提供してまいりました。次代のライフスタイル創造企業を目指し、よりお客様のニーズを貪欲なまでに求め続け、それらが今日と未来の暮らしの中に美しいハーモニーとして結実していくことを願い、これからもチャレンジを続けていきます。
チベン製薬株式会社 http://chiben-seiyaku.co.jp	〒567-0073 大阪府茨木市 西穂積町3番8号 072-622-2509	当社は、宗教法人辯天宗の宗祖、智辯尊女の二男、吉井祥二が宗祖の意を享けて薬学を修め、1957（昭和32）年に設立した会社です。かゆみ止め・きず薬軟膏の「外用雪妙」、「桔梗智辯水気下し」等、5種類の生薬煎剤、生薬浸剤の「桔梗智辯女神湯」、生薬湿布剤、ジュウヤク・ゲンノショウコ・センブリ等の生薬単味剤を製造し、直営のチベン漢方薬局、辯天宗施薬部および通信（第3類医薬品）により販売しています。これからも「制毒得清（せいどくとくせい）」を信条に、人々の健康を願い、精進してまいります。
株式会社ツムラ http://www.tsumura.co.jp	〒107-8521 東京都港区赤坂2-17-11 シグマタワービル 03-6361-7100	1983（昭和26）年、東京・日本橋で津村順天堂として創業。婦人薬「中将湯」を発売、業績を伸ばしました。戦後は、内風呂の普及に伴い、入浴剤バスクリンが売上を伸ばしました。医療用漢方製剤が初めて薬価収載された1976（昭和51）年以降、急成長を遂げ、1988（昭和63）年には社名を株式会社ツムラに変更。現在は、漢方・生薬に事業を特化しています。
株式会社東京甲子社 http://www.tokyokoshisha.co.jp	〒101-0032 東京都千代田区岩本町3-10-9 03-3862-4081	当社は、「健康な皮膚で快適な生活」をモットーに1943年創業されました。爾来（じらい）、安心・満足・信頼を製品に載せてお客様にお届けすることを使命としてまいりました。主力製品である『コロスキン』は液状絆創膏のロングセラー商品として、長年にわたりご愛用されております。今後とも「安心してお使いいただける家庭薬」をお届けすることが社会貢献の一環であると信じ、これからも歩み続けてまいります。
陶陶酒製造株式会社 http://www.tohtohshu.co.jp/	〒162-0826 東京都新宿区市谷船河原町1番地 市ヶ谷エスワンビル2F 03-5229-1011	当社は「不老長寿」を基本理念として掲げ、1690年の創業以来、国民の健康に寄与してきました。主力商品である「薬用陶陶酒」は薬用酒のロングセラー商品として長年にわたり愛用されております。今後とも「不老長寿」を目指し、健康で快適な生活に貢献していきたいと考えています。
株式会社トキワ漢方製薬 http://www.tokiwa-kanpo.co.jp/	〒541-0046 大阪府大阪市中央区 平野町1-2-4 06-6232-3113	当社は、漢方生薬で培った技術をもとに、さらに「開発先行型企業をめざす」という経営理念を掲げて特許に基づく新素材の開発と育成、大学との共同研究での成果を確立し、社会に役立つ製品の商品開発を行っています。
常盤薬品工業株式会社 http://www.tokiwayakuhin.co.jp/	〒541-0052 大阪府大阪市中央区安土町3-5-12 住友生命本町ビル 06-6264-5862	常盤薬品工業の視点は常に、生活者の心の中。医薬品メーカーとしての研究開発力と、化粧品メーカーとして培ったマーケティング力を生かし、お客さまの深いニーズに応えるユニークなカラダ・ココロ"トキメキ"商品の開発提供を行ってまいります。
株式会社トクホン http://www.tokuhon.co.jp	〒105-0014 東京都港区芝2-28-8 芝2丁目ビル13F 03-5439-2100	当社は、1901（明治34）年の創業以来108年間、家庭薬メーカーから出発した「貼り薬のパイオニア」として、新しい外用医薬品（一般用ならびに医療用）を開発し、最高の品質でお届けすることにより、痛みの緩和によるQOL（生活の質）向上に寄与しています。

組合員・URL	本社所在地・電話番号	PROFILE
長野県製薬株式会社 http://www.hyakuso.co.jp/index.html	〒397-0201 長野県木曽郡王滝村 此の島100-1 0264-46-3003	胃腸は健康のバロメーターといわれます。胃では毎日多くの食物の消化を、また腸では栄養の吸収とともに多くの細菌の処理を行っているため、人体最大の免疫臓器ともいわれます。百草製品は胃腸内の環境を整えることでその機能を助けます。私たちはこれからも自然の生薬を通じ、皆様の快適な生活に貢献していきたいと考えてます。
日廣薬品株式会社	〒155-0031 東京都世田谷区北沢4-15-1 03-3468-1311	絆創膏の専業メーカーです。
日東製薬有限会社 http://www.hmaj.com/nito/nito.html	〒560-0084 大阪府豊中市岡町北1-5-28 06-6852-3272	日東製薬の前身は文化文政時代の田邊屋利兵衛商店（明治に入り田畑利兵衛商店と名乗る）の道修町薬種商仲買仲間にまでさかのぼることができます。主力商品の『臓仁源』は心臓救急薬のロングセラー商品として長年にわたり愛用されております。今後も道修町の伝統である"信用と安心"をモットーとして健康で快適な生活に貢献してまいります。
ノーエチ薬品株式会社 http://www.noechi.co.jp/	〒580-0021 大阪府松原市高見の里4-8-16 072-331-0417	「ノーエチ」の由来は1906（明治39）年、現社長の祖父が脳神経薬として「脳恵智丸」という商品名で製造・発売しました。その後「ノーエチ」と改め、ノーエチSは頭痛良薬、ノーエチW顆粒は腰痛・関節痛薬として、当社のメイン製品として全国の薬局、ドラッグストアにて販売し、現在に至ります。
原沢製薬工業株式会社 http://www.harasawa.co.jp/	〒108-0074 東京都港区高輪3-19-17 03-3441-5191	「生命科学の分野で仕事ができることに喜びを、また技術革新への強い向上心を持つこと」を基本理念として掲げ、創業以来九十余年、当社は人々の健康に貢献するため突き進んでまいりました。今後とも、医薬品の研究を中心に、広い視野を持って、今まで以上に健康で明るい国民生活の実現に寄与するよう努力を続ける所存であります。
久光製薬株式会社 http://www.hisamitsu.co.jp/	〒841-0017 佐賀県鳥栖市田代大官町408 0942-83-2101	久光製薬は、1847（弘化4）年の創業以来、鎮痛消炎貼付剤を中心とした医薬品の提供により人々の健康づくりに積極的に取り組んでまいりました。なかでも当社の代表的な商品「サロンパス／SALONPAS」は貼付剤の先駆であり、その商標は世界100カ国以上に登録されております。「貼る文化」の有効性ならびに、それがもたらす感動を世界中に伝えること。これを当社の使命として「サロンパシィ／Salonpathy」と命名し、その精神のもとに事業展開を進めております。
株式会社ヒサヤ大黒堂	〒541-0054 大阪府大阪市中央区 南本町1-3-2 06-6203-1110	ヒサヤ大黒堂は創業399年、痔疾治療薬、不思議膏（ふしぎこう）、金鶏丸（きんしがん）の2品のみを製造販売致しております。お薬のお求め・ご相談は下記の直営店にご来店ください。東京銀座総薬寮、大阪北浜薬寮、札幌薬寮、仙台薬寮、名古屋薬寮、広島薬寮、博多薬寮。詳しくは24時間受付の0120-700-738にておたずねください。
七ふく製薬株式会社 http://www.hitifuku.co.jp/	〒542-0072 大阪府大阪市中央区 高津2-2-6 06-6213-0729	七ふく製薬は、1690（元禄3）年ごろに大阪・道頓堀の高津で、伊藤家の初代長兵衛が創業しました。7つの生薬を配合した便秘薬「七ふく」は、創業以来300年以上の歴史を刻み、今でも生活者の健康を守り続けています。
日野製薬株式会社 http://www.hino-seiyaku.com/	〒399-6201 長野県木曽郡木祖村 薮原1598 0264-36-3311	当社の「百草（ひゃくそう）」は、自然の生薬で広められてきました。「腹痛の妙薬」、「万病に効く薬」と人々に愛用されて、人間本来の自然治癒力を引き出す薬としても用いられてきました。生薬製剤は、セルフメディケーションに適した薬として改めて注目されています。創業以来の「社業を通じて社会に奉仕する」という企業理念を実践してまいります。
樋屋製薬株式会社 http://hiyakogan.co.jp/	〒530-0043 大阪府大阪市北区天満1-4-11 06-6351-3031	1622（元和8）年、樋屋創業以来380有余年の長きにわたり、「樋屋奇応丸」は、微量で穏やかに効き、なおかつ安全であるその優れた特性のため、特に赤ちゃんとお子さまにご愛用いただいています。これからも常に研鑽を積み努力を重ねてまいります。現在は「小児薬樋屋奇応丸」「金粒樋屋奇応丸」を中心に国内だけでなく中国など海外へも進出しています。
福井製薬株式会社 http://fukui-pharm.jp/	〒536-0002 大阪府大阪市城東区今福東 3-1-26 06-6939-7231	福井製薬は1917（大正6）年の創業以来、タウリンを主成分とした製剤（大衆薬）を一貫して製造し、社会機構の複雑化に伴う成人層ならびに高齢化社会の健康維持のために奉仕しております。同社の前身は、大正6年に当時の東京府葛飾郡において「池田製薬合資会社」を創業し、1919（大正8）年、福井康介が当時の東京都高田において「福井商会」を設立。その後、1942（昭和17）年に「福井製薬株式会社」と改称し、現在に至っております。
フマキラー株式会社 http://www.fumakilla.co.jp/	〒101-8606 東京都千代田区神田美倉町11 03-3252-5901	当社は「ひとの命を守る。ひとの暮らしを守る。ひとを育む環境を守る。わたしたちは世界中の人々が、いつまでも安心して快適に暮らすことができる社会づくりに貢献していきます。」という経営理念のもとに殺虫剤をはじめ家庭用品、園芸用品、業務用品まで事業を拡大しております。ふだん使うものにこそ、もっとクオリティを、をスローガンに日用品質という考えのもとに使う人の立場に立った製品づくりに取り組んでいます。

組合員・URL	本社所在地・電話番号	PROFILE
報国製薬株式会社 http://www.houkokuseiyaku.co.jp/	〒537-0001 大阪府大阪市東成区深江北3-18-3 06-6976-2507	当社は、「健康で幸せな人生の構築」を基本理念として、1943年創業以来国民の健康に寄与してまいりました。主力商品である「ミカサ浣腸」は浣腸薬のロングセラー商品として、その効果と安全性において長年にわたり、消化器系排泄機能の補助薬として、愛用されています。今後とも健康で快適な生活の実現を通して、国民の幸せな人生の達成に貢献してまいります。
北海道水産工業株式会社	〒153-0061 東京都目黒区中目黒3-8-3 03-3712-4940	北海道水産工業株式会社は1933（昭和8）年に創業。以来70年にわたり、野生の「八ツ目うなぎ」を国内・国外から集め、天然油を搾ってまいりました。これからも自然環境に十分配慮しながら、「八ツ目うなぎ油」を特徴とした身体にやさしい製品を提供してまいります。
ホーユー株式会社 http://www.hoyu.co.jp/	〒461-8650 愛知県名古屋市東区徳川1-501 052-935-9556	当社の創業者水野増次郎は、1905（明治38）年名古屋の地で医薬品製造販売業「水野甘苦堂」を創業しました。その後、現在主要商品となっている「染毛剤」を手がけ今日に至っています。医薬品の種類は少なくなりましたが、安全性に対する姿勢は現在の「染毛剤」に引き継がれています。
町田製薬株式会社 http://www.hmaj.com/matida/matida.html	〒151-0073 東京都渋谷区笹塚1-35-1 03-3466-2441	当社の創業者・町田新之助は、東京・赤坂の地で、薬局と同時に「町田製薬所」を立ち上げ、「たこの吸出し」の商品化に至りました。以後97年にわたり、「たこの吸出し」はロングセラー商品としてご愛用いただいております。長年の経験と技術を生かし、確かな品質管理の下、今後も皆様のニーズにお応えしてまいります。
摩耶堂製薬株式会社 http://www.mayado.jp/	〒651-2145 兵庫県神戸市西区玉津町居住65-1 078-929-0120	当社は、悠久の時を超えて受け継がれてきた漢方処方に現代医学の理念を加え、独自の製剤を開発してまいりました。「人のからだにやさしい薬"マヤドーの医薬品"はこのような基本精神の中から誕生しています。今後とも、お客様に喜びと感動を提供してまいります。
無臭元工業株式会社 http://www.mushugen.co.jp/	〒123-0872 東京都足立区江北2-8-6 03-3890-9156	2010年で当社創業50年になります。創業以来、当社は微生物を使った分解促進剤・脱臭剤の先駆的メーカーとして、環境保全活動を通して社会に貢献することを企業理念として永続的に発展を目指しています。
森下仁丹株式会社 http://www.jintan.co.jp/	〒540-8566 大阪府大阪市中央区玉造1-2-40 06-6761-1131	森下仁丹は、1893（明治26）年の創業以来、セルフメディケーションによる健やかな身体作りを提唱してきました。ロングセラー商品「仁丹」で培われたコーティング技術を応用した独自のシームレスカプセルと生薬研究を生かし、「ビフィーナ」などの健康商品やオーラルケア商品などを皆様にご提供するべく日々努力しています。
株式会社守田治兵衛商店 http://www10.plala.or.jp/hotan/	〒110-0005 東京都台東区上野2-12-11 03-3831-0539	拙家は元摂津国住吉郡我孫子より出で、江戸に薬業を開きました。文久年間、オランダのボードウィン医師の方剤を基に煉丹精製の苦心発明をし、以後数年種々の疾病に実験した結果、実に驚くべき効を認め、これを宝丹と命名し発売されました。その後、改良を重ね現在は胃薬として御愛顧いただき、その他立効丸、守妙を製造販売しております。
株式会社山崎帝國堂 http://www.dokusogan.jp/	〒103-0027 東京都中央区日本橋2丁目1番3号 03-3281-5801	当社は、1888（明治21）年の創業以来、120年以上の長きにわたり便秘薬「複方毒掃丸」をはじめとする様々な医薬品の製造・販売を続けてまいりました。「毒掃丸」は体内の毒を掃除するという強い思いを込めて命名された薬です。ご家庭の薬箱の中から皆様の健やかな体、健やかな生活を支え続けております。
ユースキン製薬株式会社 http://www.yuskin.co.jp/	〒210-0014 神奈川県川崎市川崎区貝塚1-1-11 044-222-1412	ユースキン製薬は、1955（昭和30）年に創業し、1957年にあれ止め薬の「ユースキン」を発売。「肌がうるおう」「肌荒れに効く」という喜びの声を広げて today に至ります。いつの時代も、幅広い世代の方々に、うるおいと優しさと安心を届けたい。高品質で長く愛される製品を提供することで、うるおいのある社会づくりに貢献していきます。
養命酒製造株式会社 http://www.yomeishu.co.jp/	〒150-0036 東京都渋谷区南平台町16-25 03-3462-8111	「養命酒」は今から約400年前、創始者の健康への願いから創製され、今日まで作り続けています。当社は「生活者の信頼に応え、豊かな健康生活に貢献する」という企業理念のもと、心身の健康を願い、豊かで平和な生活を求めている生活者の皆さまの満足していただける製品やサービスの提供を目指しています。
横山製薬株式会社 http://www.ibokorori.com/	〒673-0882 兵庫県明石市相生町2-2-16 078-911-2948	当社は1900年創立以来「仕事は厳しく、心は温かく」という創業者からの伝統を受け継ぎ、魚の目、タコ、イボの予防と治療に貢献できる医薬品、医薬品のために日夜、研究を重ねております。創業以来愛され続けているイボコロリブランドは、これからもお客様のニーズをしっかり捉えて確かな製品をご提供してまいります。
米田薬品株式会社 http://www.yoneda.co.jp/	〒556-0024 大阪府大阪市浪速区塩草3-2-2 06-6562-7741	当社は1948年医薬品販売業として設立、1954年医薬品製造業許可を取得し、医薬品の製造を開始しました。人々はいつの時代も「健康」であることを願い、その想いは社会の高齢化や清潔志向の高まりの中ですます強くなっています。当社は人々の想いを実現するため、医薬品と健康食品の研究開発、製造販売の一貫体制を有する総合健康企業を目指して事業を展開しています。

組合員・URL	本社所在地・電話番号	PROFILE
株式会社龍角散 http://www.ryukakusan.co.jp/	〒101-0031 東京都千代田区東神田 2-5-12 龍角散本社ビル 03-3866-1177	起源は、江戸時代後期の佐竹藩（現秋田県）にさかのぼることができます。当時の藩主がぜんそく持ちで、藤井社長の先祖にあたる藩の典医が、藩に百年以上伝わるせき止めの秘薬に蘭学の技術を加え、「龍角散」と名付けました。1871（明治4）年に東京・神田で製薬企業として創業した後、1967（昭和42）年に「ゴホン！と言えば…」というフレーズを使ったテレビ広告を開始し、全国レベルで名をとどろかせました。以来、龍角散に留まらずノド専門のメーカーとして様々な製品を開発し続けています。
ロート製薬株式会社 http://www.rohto.co.jp/	〒544-8666 大阪府大阪市生野区 巽西1-8-1 06-6758-1231	ロートグループは、「よろこビックリ誓約会社」というコーポレートスローガンのもと、人々の豊かなセルフメディケーションライフに貢献することを目指し、創業以来『こだわり』と『挑戦』の企業努力で目薬、胃腸薬、外皮用薬をはじめヘルスケアにかかわる広範な商品の開発と新市場の開拓に力を注いでおります。
株式会社和歌の浦井本薬房 http://www.wakanoura-imotoyakubo.co.jp/	〒641-0025 和歌山県和歌山市和歌浦中 2-7-16 073-444-0226	当社は戦国時代に、後に東本願寺法主になる教如上人より、真宗大谷派養鶏寺に「はらぐすりの処方」を伝承以来、わかのうら薬として一筋に400年以上製造し続け、地元和歌山を中心に困った時のはらぐすりとして長年にわたり愛用され、今日では丸剤として和歌保命丸、散剤として和歌保命散を製造販売しています。
わかもと製薬株式会社 http://www.wakamoto-pharm.co.jp/	〒103-8330 東京都中央区 日本橋室町1-5-3 03-3279-0371	わかもと製薬は、1929（昭和4）年に若さの素として、新栄養剤「若素（わかもと）」を発売。以来、長年にわたる醗酵・培養技術の蓄積と最新のバイオテクノロジーの研究成果から生み出された、各種OTC医薬品および医療用医薬品を充実させることで、人類の健康に貢献しています。これからも「医薬品の研究開発、生産、供給を通じ健康で豊かな社会の創造と発展に貢献する」を企業理念に伝統を守りながら新たな挑戦を続けてまいります。
株式会社和漢薬研究所 http://www.capony-wakanyaku.co.jp/	〒160-0022 東京都新宿区新宿1-29-8 03-3354-0681	和漢薬研究所は1967（昭和42）年、群馬県赤城山の中腹（標高550m）の自然環境に恵まれた総敷地39,600㎡に生産工場・総合園芸研究所・付属薬草園を設立し、自然界の動植物を起源とした生薬を主原料に自然薬「松寿仙」「柴華栄」「新ササカール」等各種製品の製造販売活動を営む企業です。
和光堂株式会社 http://www.wakodo.co.jp/	〒101-0048 東京都千代田区 神田司町2-14-3 03-5296-6800	和光堂は1906（明治39）年の創業以来、国産で初めて開発した育児用ミルクやベビーフードなどの商品およびサービスの提供を通じ、育児製品のパイオニアとして100年にわたり赤ちゃんの健やかな成長を見守り続けてきました。これからも品質を第一に、「安全・安心」を最も大切な価値観として、お客様の健康なくらしに貢献しています。
ワダカルシウム製薬株式会社 http://www.wadacal.co.jp/	〒538-0043 大阪府大阪市鶴見区 今津南2-7-36 06-6961-0031	当社は1856（安政3）年に大阪船場・道修町の和漢薬問屋、和田卯助商店として創業しました。1911（明治44）年に今もロングセラー商品として愛され続けている主力商品「ワダカルシュー錠」を発売いたしました。現在では幅広いカルシウム製品を開発・販売し、人々の「健康」と「生きる喜び」に貢献する企業として伝統を守りつつ新たな挑戦を続けています。
アイフ製薬株式会社 http://www.hmaj.com/aifu/	〒543-0011　大阪府大阪市天王寺区清水谷町5-25 06-6762-0645	
イワキ株式会社 http://www.iwaki-kk.co.jp/	〒103-8403　東京都中央区日本橋本町4-8-2 03-3279-0481	
白石薬品株式会社 http://www.shiraishiyakuhin.co.jp/	〒567-0005　大阪府大阪府茨木市五日市1-10-33 072-622-8500	
大洋薬品工業株式会社 http://www.hmaj.com/taiyo/taiyo.html	〒582-0006　大阪府柏原市清洲2-2-15 0729-71-2401	
株式会社丹源 http://www.hmaj.com/tangen/tangen.html	〒124-0022　東京都葛飾区奥戸4-21-12 03-5670-6358	
長倉製薬株式会社 http://www.nagakurakanpo.com/	〒542-0073　大阪府大阪市中央区日本橋1-17-17　三井住友銀行日本一ビル 06-6641-8833	
日の丸漢方株式会社 http://www.wakan.co.jp/	〒600-8160　京都府京都市下京区室町通六条下ル西魚屋町235 075-351-6810	
双葉製薬工業株式会社	〒142-0052　東京都品川区東中延1-6-6 03-3786-2841	
有限会社本町薬品 http://www.honmachi.co.jp/	〒640-8033　和歌山県和歌山市本町2-9 073-422-3368	

編集スタッフ●株式会社エニイクリエイティブ
企画・編集：千葉 雅夫
編集・制作：佐井 美佳、十都 和也

家庭薬ロングセラーの秘密
昔も今もこれからも"日本の元気"を守る家庭薬

2010年6月30日　第1刷発行

編　著	家庭薬研究会	
協　力	全国家庭薬協議会	
制　作	株式会社　エニイクリエイティブ	
デザイン	北陽工房	
発　行	株式会社　薬事日報社	
	〒101-8648　東京都千代田区神田和泉町1番地	
	電話　03-3862-2141（代表）	
印刷・製本	株式会社　渋谷文泉閣	

落丁本、乱丁本はお取り替えします。
ISBN978-4-8408-1146-0　　Printed in Japan